Linus und Lina
machen Ferien

Workbook für:

_____

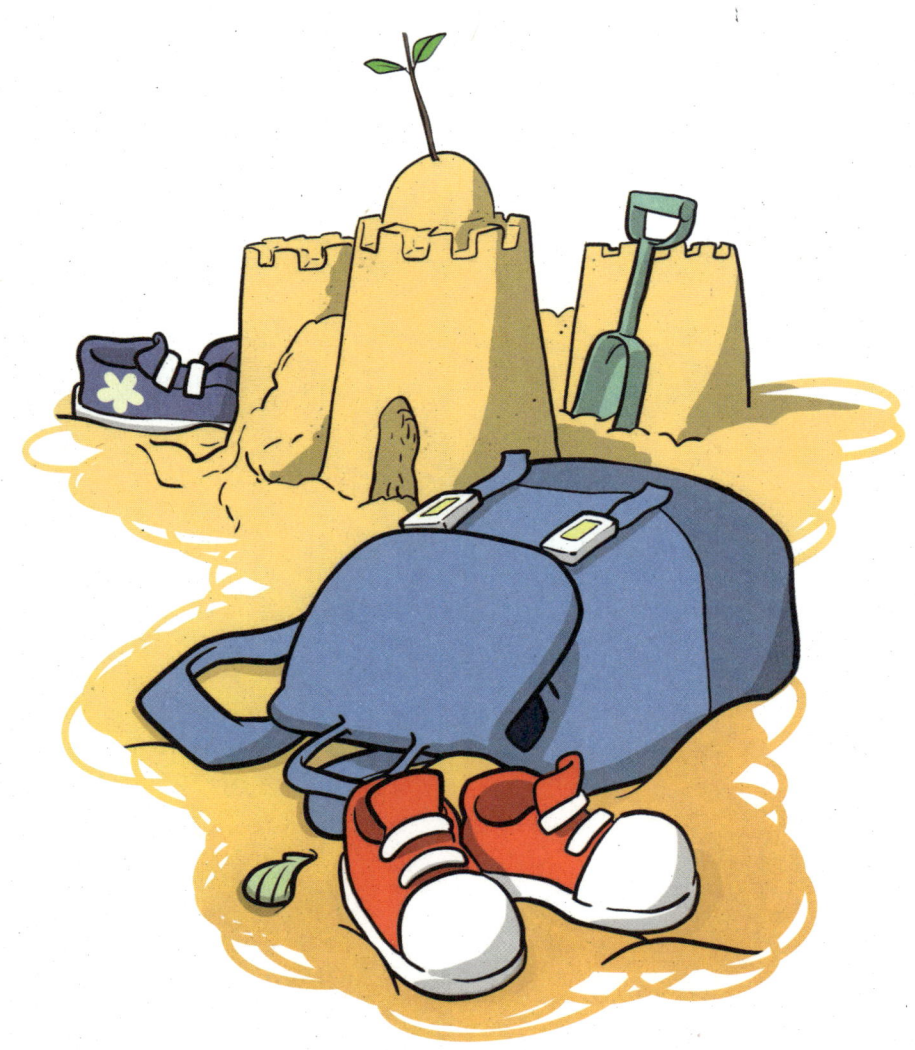

Inhaltsverzeichnis

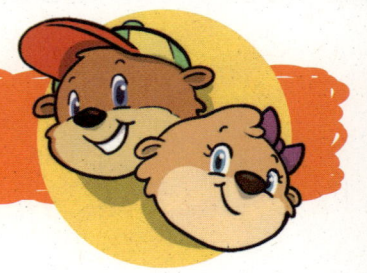

Linus und Lina machen Ferien bei Oma und Opa Otter. Neben jeder Menge Spaß warten auch wieder viele Übungen und Spiele auf dich.

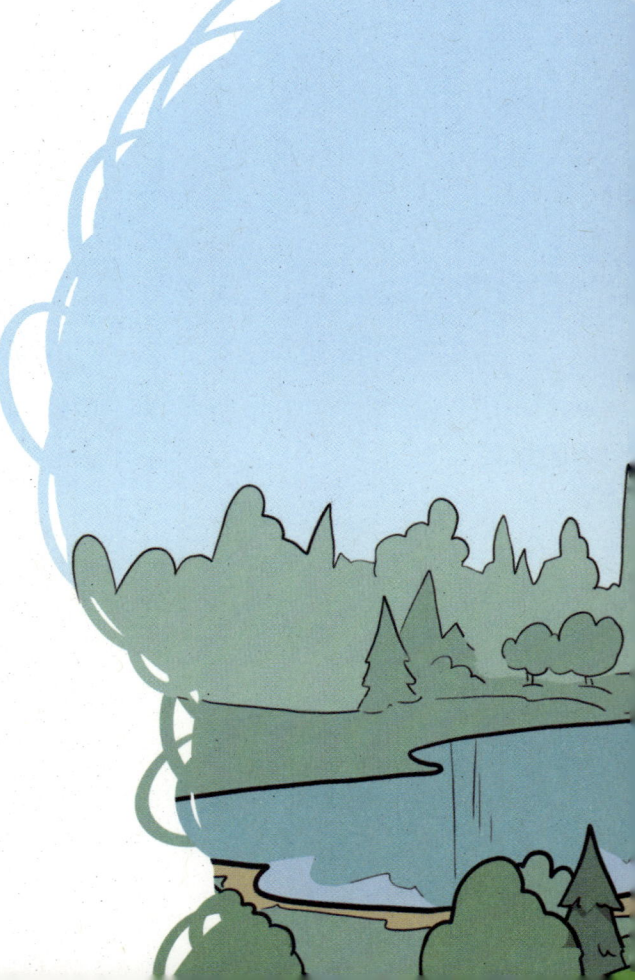

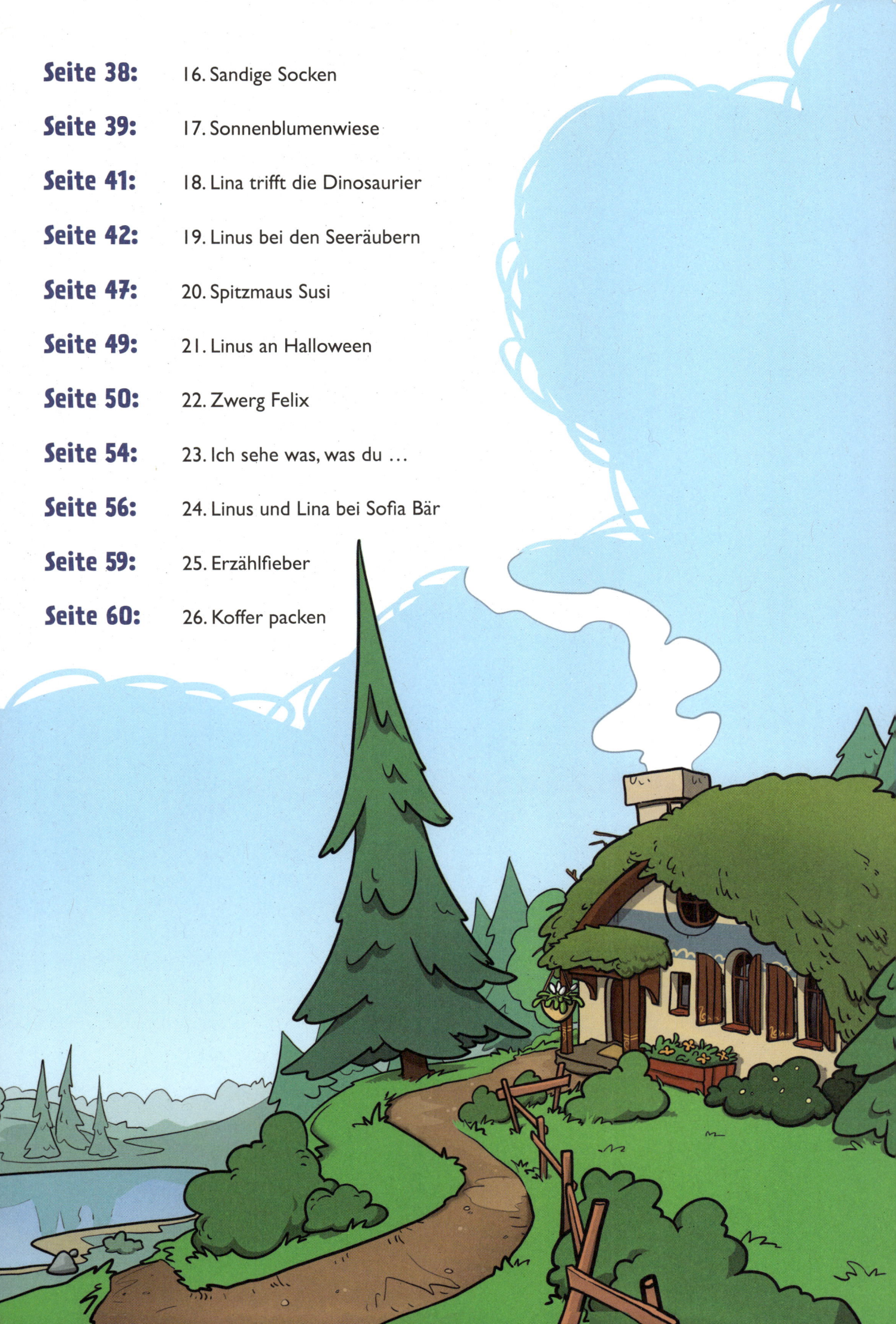

Liebe Eltern,

gerade in der Artikulationstherapie ist es unbeschreiblich wichtig, dass mit den Kindern viel spielerisch und möglichst alltagsnah geübt wird. Daher haben wir uns verschiedene Spiele ausgedacht, die Ihrem Kind die Laute /z/ und /s/ näherbringen sollen. Da viele Kinder Schwierigkeiten haben, den geübten Laut in Sätze einzubauen oder in die Alltagssprache zu übernehmen, basiert dieses Heft exakt auf diesen Schwerpunkten.

Spielen Sie mit Ihrem Kind ein Spiel aus diesem Heft und üben Sie gemeinsam bei jedem Würfeln. Sie werden sehen, dass sich bereits bei 10-15 Minuten täglichen Übens erste Erfolge und schnelle Fortschritte einstellen werden.

Ihre behandelnden Therapeuten (m/w/d) werden Ihnen die für Ihr Kind angebrachten Spiele erklären. Dabei kann es sein, dass (noch) nicht alle Spiele für Ihr Kind geeignet sind. Bitte üben Sie nur die von Ihrem Therapeuten empfohlenen Spiele, damit Ihr Kind nicht über-/unterfordert wird. Bei Fragen zu den Spielen wenden Sie sich bitte direkt an Ihre behandelnden Therapeuten (m/w/d).

Viel Spaß mit Linus und Lina wünschen Ihnen, Anna Mattersberger & Tanja Weskamp-Nimmergut

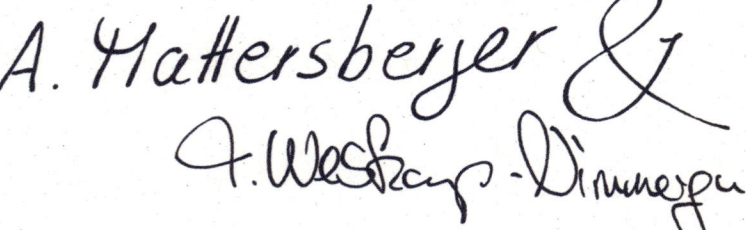

Hallo liebe Kinder,

zusammen mit Linus und Lina steht euch eine tolle Reise zu Oma und Opa Otter bevor. Dabei wollen wir gemeinsam die Laute /z/ und /s/ sprechen üben. Linus und Lina zeigen euch gleich, wie es geht und begleiten euch dabei, die Laute immer richtig zu sprechen.

Packt die Würfel aus, haltet Linus und Lina bereit und schon können die Spiele beginnen.

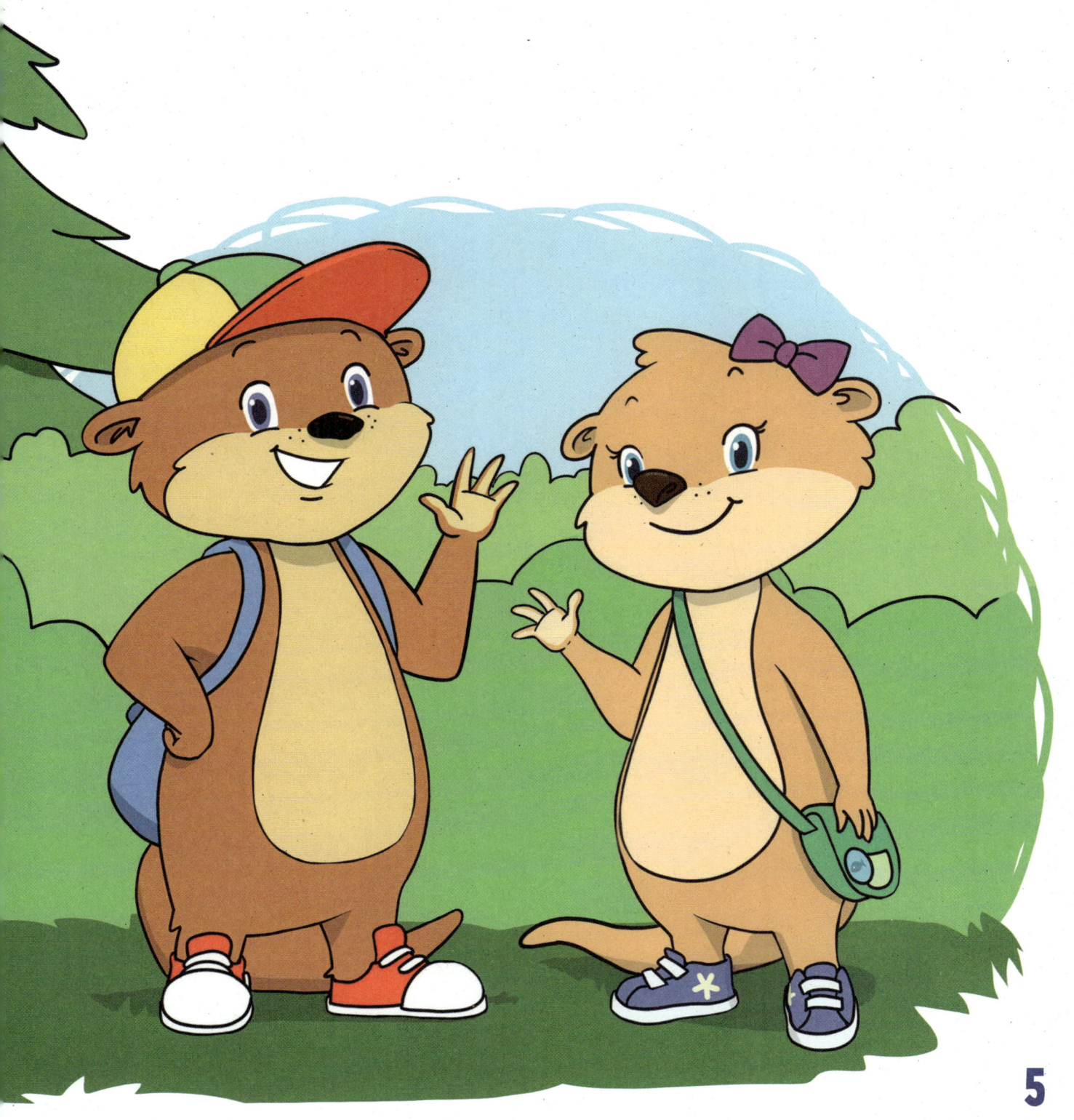

„Wo ist denn nur Simon?", fragt Lina. Ihre Stimme ist
gedämpft, weil sie kopfüber in ihrer Spielzeugkiste steckt.
„Ohne Simon kann ich auf keinen Fall zu Oma und Opa!"
Simon ist Linas Lieblingsplüschtier, eine bunt gestreifte
kleine Schlange mit großen Knopfaugen.
Linus, der selbst gerade seinen Rucksack für die Reise packt,
hält inne. „Ruf doch mal nach ihm."
Lina schaut ihren Bruder fragend an. „Wie soll das denn gehen?"
„Na, indem du das Schlangengeräusch machst,
ist doch klar!", sagt Linus.
Lina versucht es ein paar Mal, doch ihr Geräusch
klingt eher wie ein Bienenschwarm …

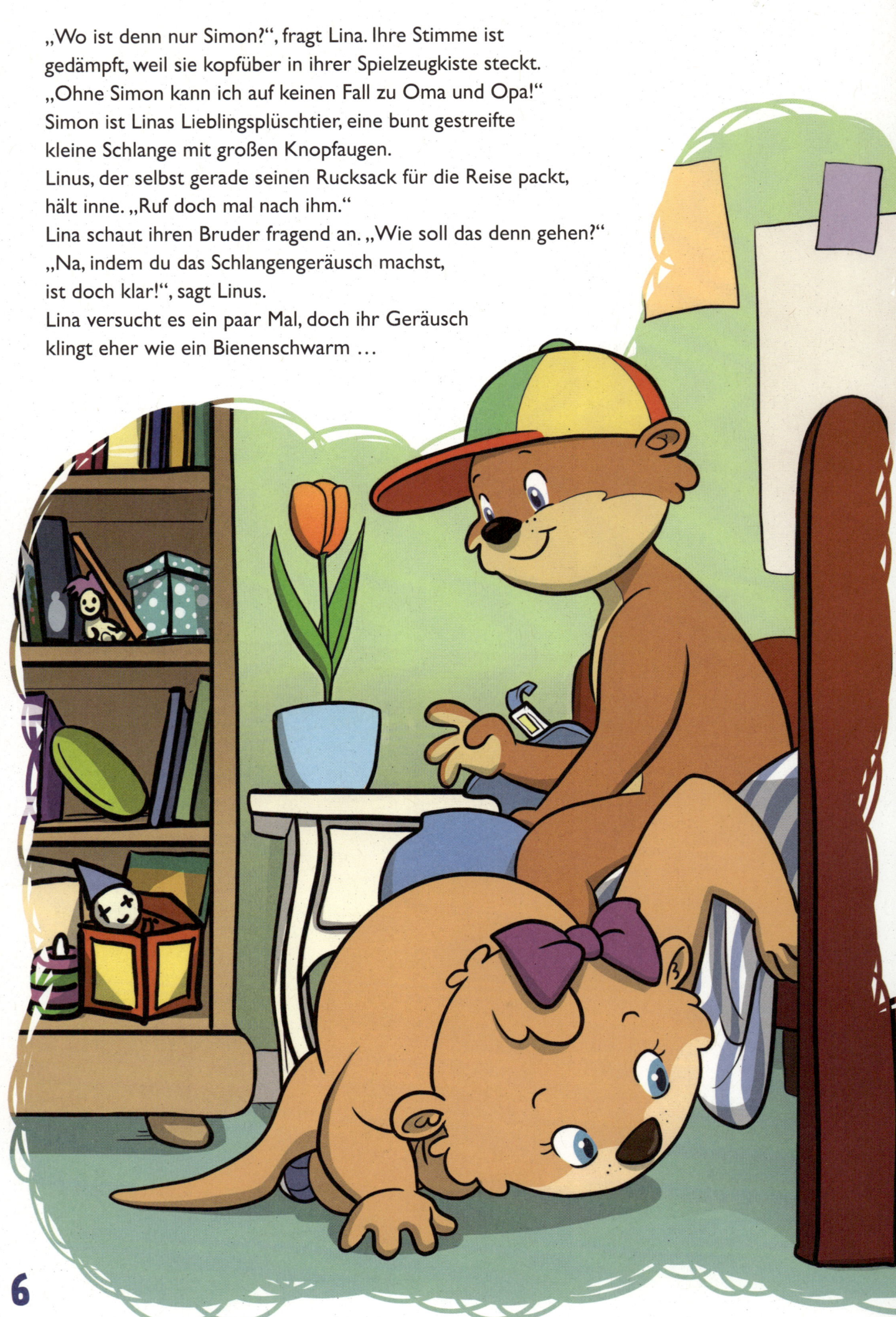

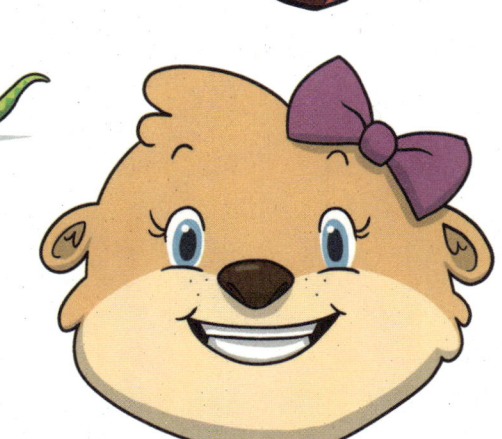

1. Die Laute /z/ und /s/

Lautebene /z/ stimmlos
(wie in „Eis")

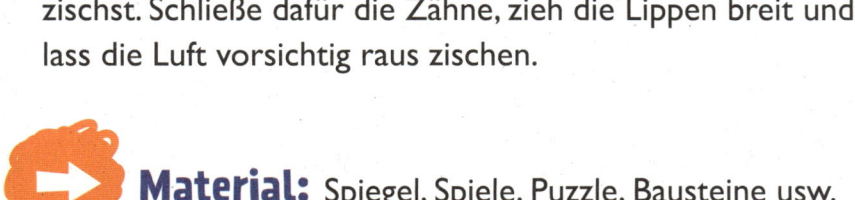

Hilf Lina dabei, Simon zu finden, indem du wie eine Schlange zischst. Schließe dafür die Zähne, zieh die Lippen breit und lass die Luft vorsichtig raus zischen.

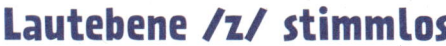

Material: Spiegel, Spiele, Puzzle, Bausteine usw.

Anleitung: Wenn es gut klappt, darfst du dir dein Lieblingsspiel aussuchen (geeignet sind z. B. Brett- oder Würfelspiele, Puzzle, Bausteine usw.) und immer, wenn du dran bist, zischst du wie die Schlange. Aber pass auf, dass die Zunge dabei nicht zwischen den Zähnen rausguckt oder an die Zähne gepresst wird.

Lautebene /s/ stimmhaft
(wie in „Sonne")

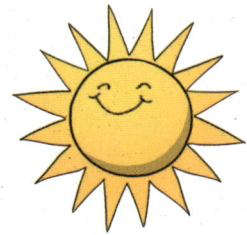

Und wo wir gerade dabei sind, zeigst du Lina am besten noch den Unterschied zum Bienengeräusch /s/ mit Stimme. Dafür schließt du die Zähne, ziehst die Lippen breit und lässt die Luft mit Geräusch raus. Versuch es mal!

Hat es gut geklappt? Na, dann mal ran an die Würfel!

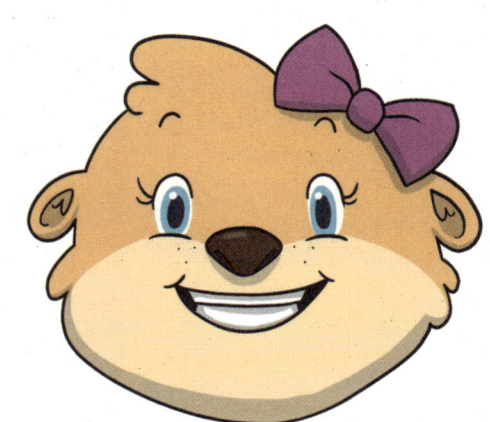

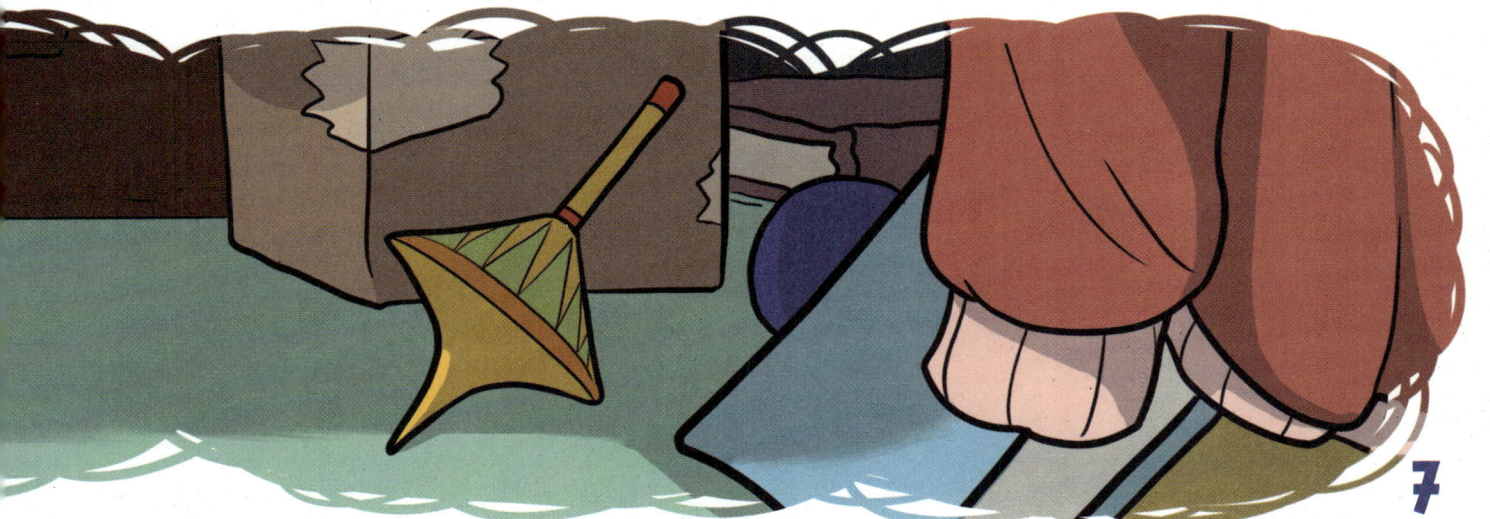

Nach einer Weile hat Lina es schließlich raus. Vor sich hin zischend schüttelt sie ihre Bettdecke aus – da fällt etwas auf den Boden. „Simon, da bist du ja!"

Schnell hebt Lina die Schlange auf und drückt sie an sich. Allerdings ist Linus inzwischen auf den Geschmack gekommen und will ausprobieren, ob er auch Quatschwörter mit den beiden Geräuschen bilden kann.

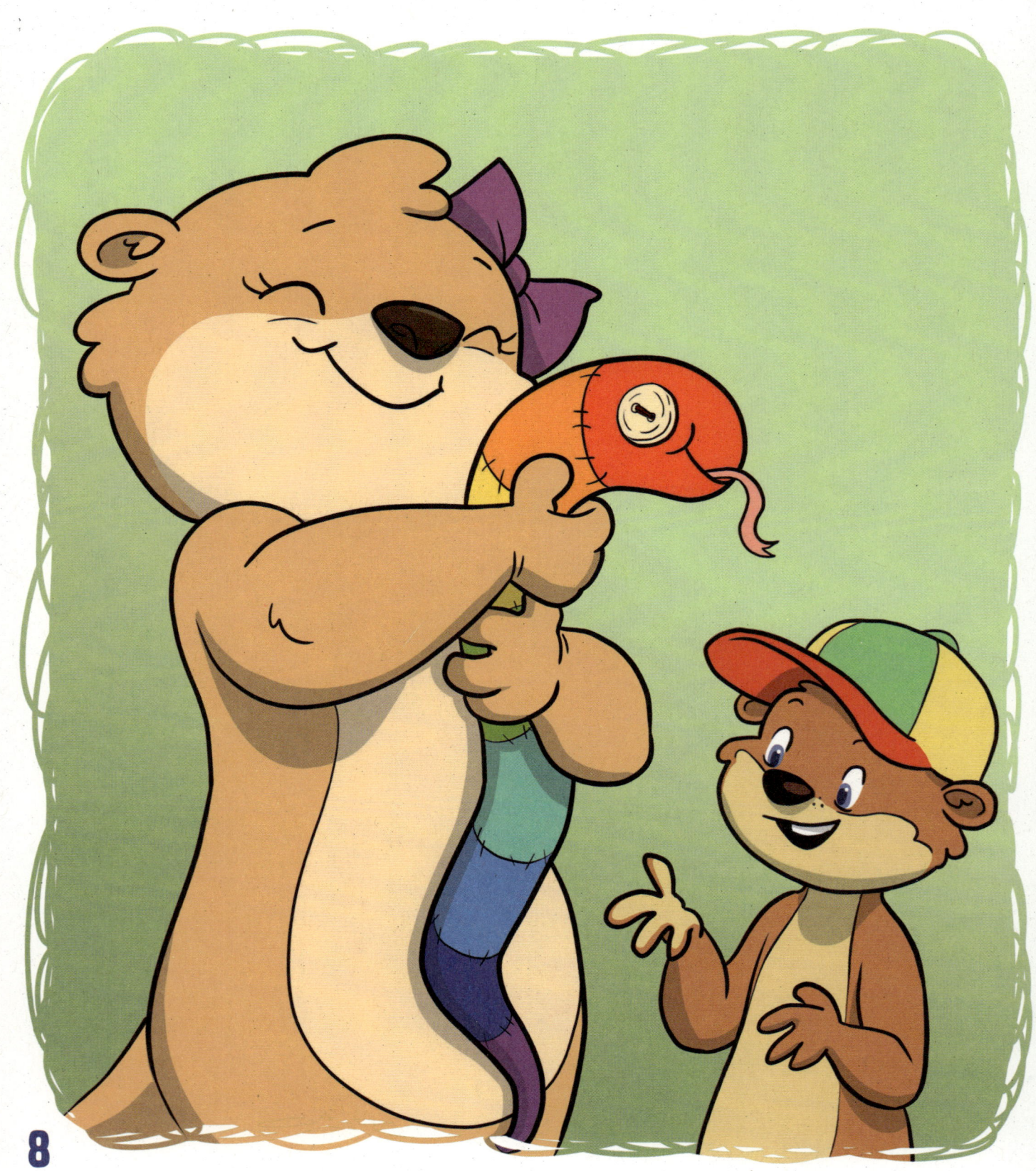

2. Quatschwörter sammeln

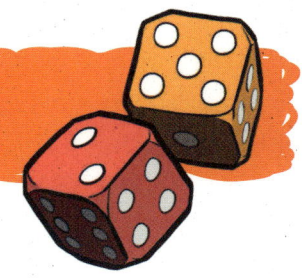

Silbenebene /z/:

Das Schlangengeräusch klappt jetzt schon richtig gut!
Nun kannst du mit Linus und Lina probieren, ob du auch
Quatschwörter schaffst. Auf los geht's los!
Aber aufgepasst: Die Zunge darf nicht rausrutschen.

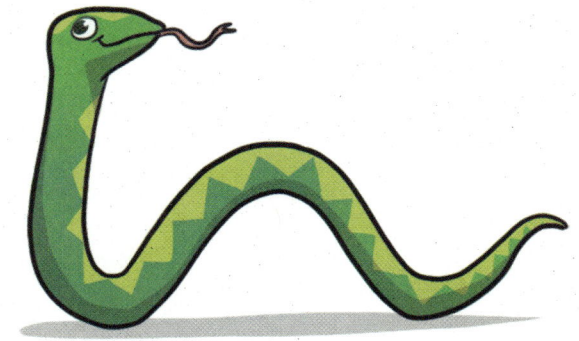

a-ss   e-ss   i-ss   o-ss   u-ss
a-ss-a   e-ss-e   i-ss-i   o-ss-o   u-ss-u

Material: Spiegel, Spiele, Puzzle, Bausteine usw.

Anleitung: Nimm dir wieder ein Spiel und sprich immer,
wenn du dran bist, die Quatschwörter.

Silbenebene /s/:

Das Bienengeräusch klappt auch schon richtig gut!
Schaffst du damit ebenfalls Quatschwörter?
Aber aufgepasst: Auch hier darf die Zunge nicht rausrutschen.

s-a   s-e   s-i   s-o   s-u
a-s-a   e-s-e   i-s-i   o-s-o   u-s-u

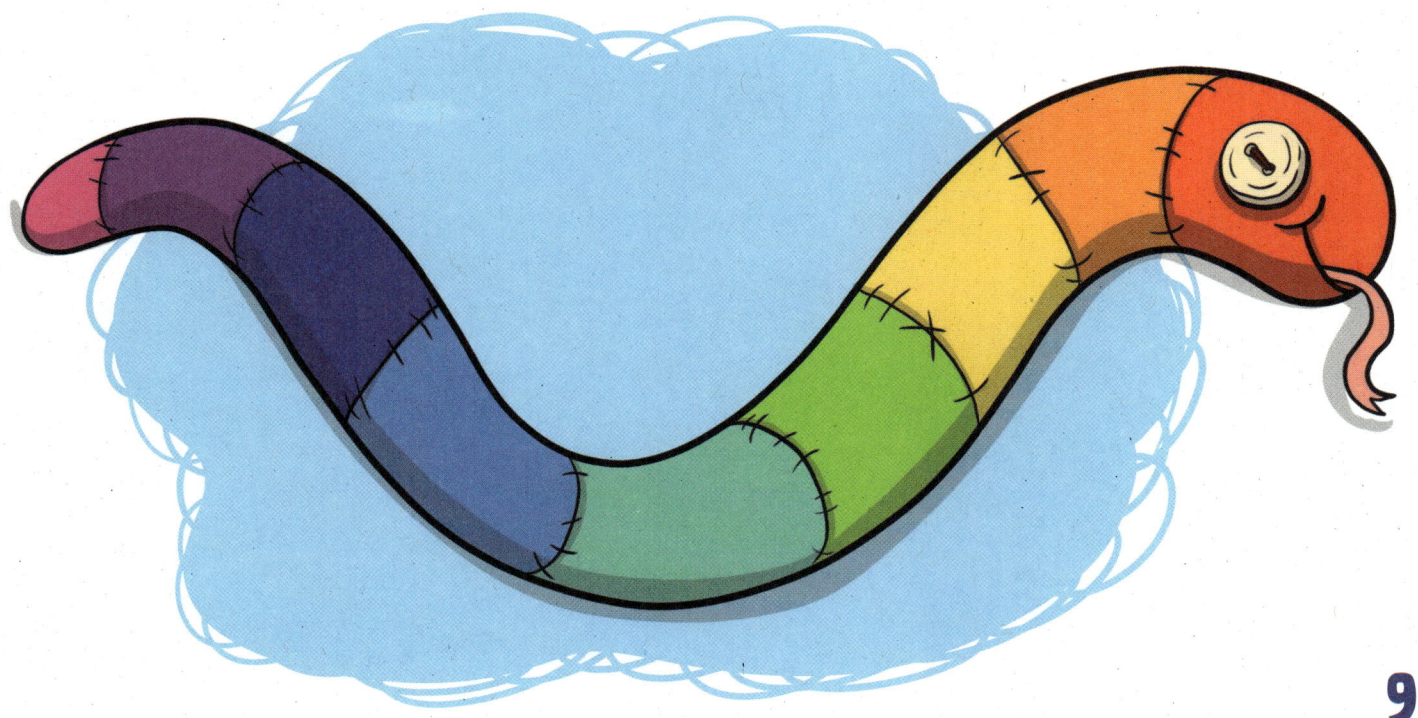

Während die beiden sich gegenseitig noch Quatschwörter
zuwerfen, kommt Mama Otter ins Zimmer.
„Was ist denn das hier für eine Zischen und Summen?", fragt sie
lachend. Dann deutet sie auf die Rucksäcke der beiden, die halb
gefüllt und völlig vergessen am Boden liegen.
„Ohne Ausrüstung könnt ihr Oma und Opa aber nicht besuchen …"

Da hat Mama wohl recht. Schnell schnappen sich Linus und Lina
ihre Rucksäcke. Doch es ist ganz schön schwierig zu entscheiden,
was sie mitnehmen wollen und was hier bleiben muss …

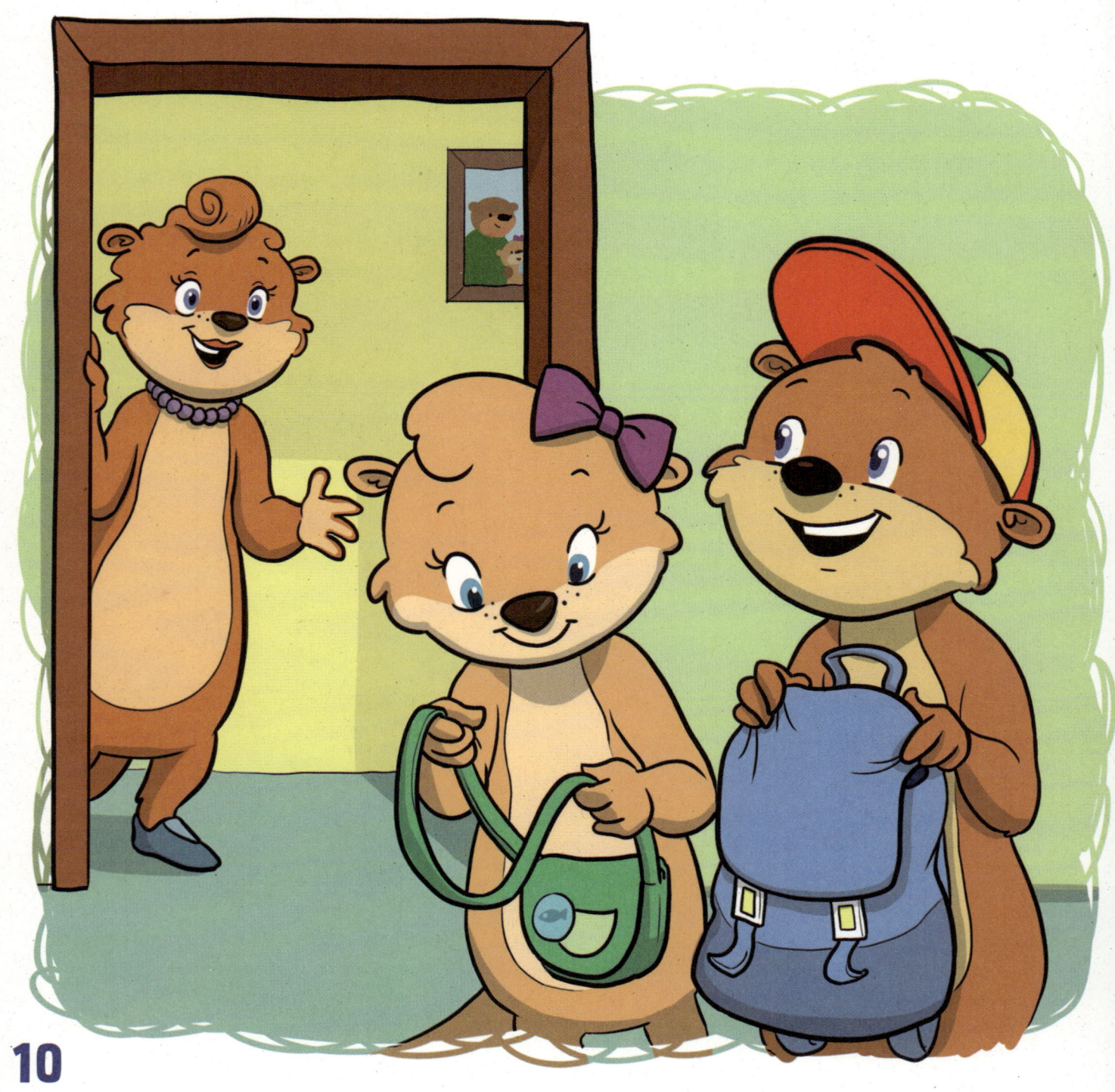

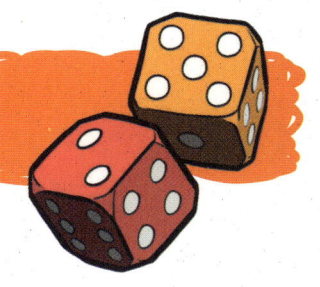

3. Ausrüstung packen

Hilfst du Linus und Lina beim Packen? Um es ein bisschen spannender zu machen, kannst du mit einem Mitspieler um die Wette packen.

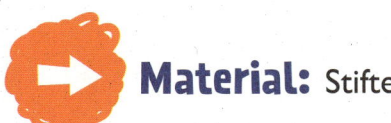

Material: Stifte

Anleitung: Benennt abwechselnd die Gegenstände aus dem Korb. Alle Dinge, die man für einen Besuch bei Oma und Opa nicht braucht, dürfen angemalt werden. Aber Achtung: In vielen Dingen hat sich das Schlangengeräusch versteckt!

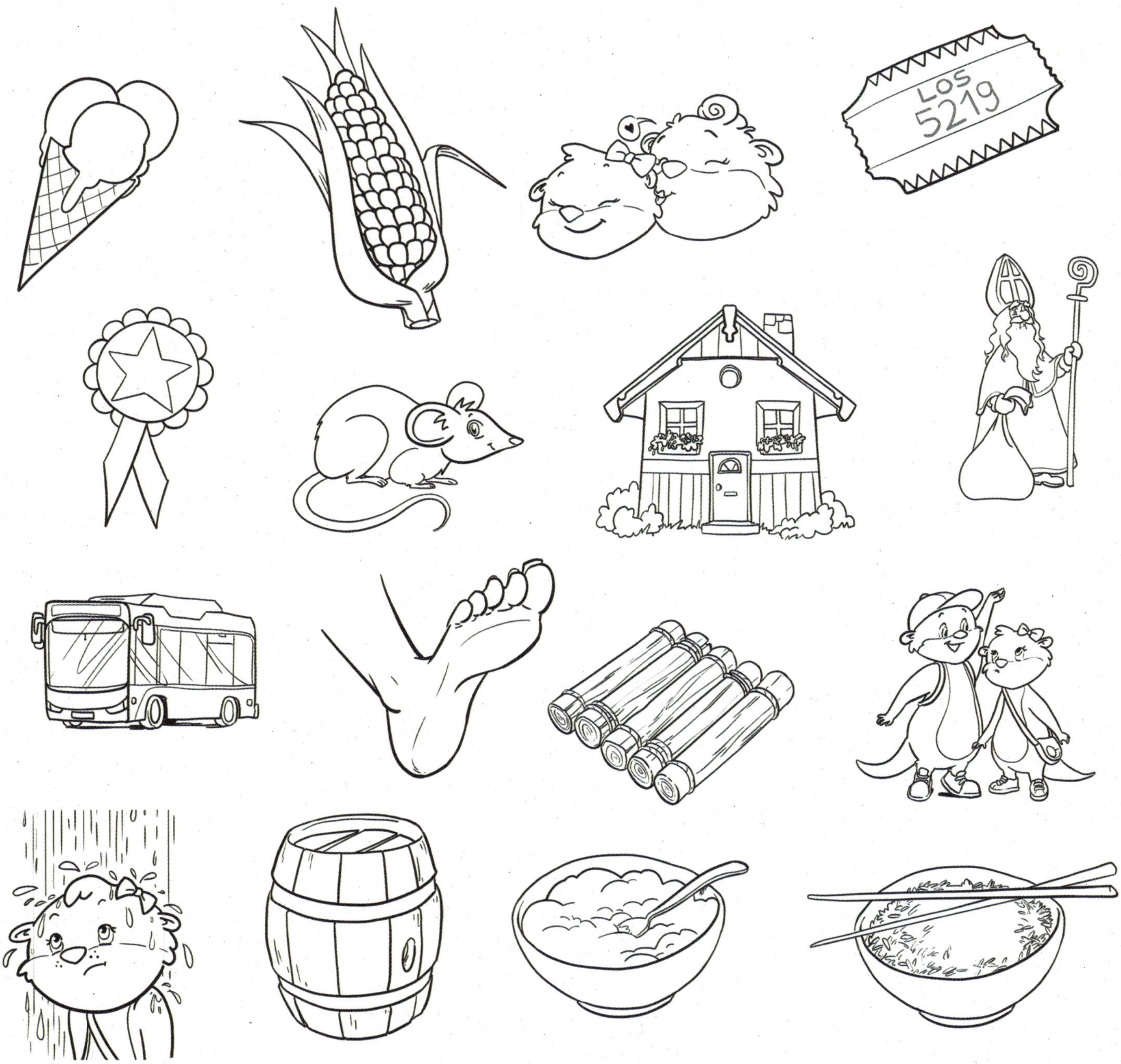

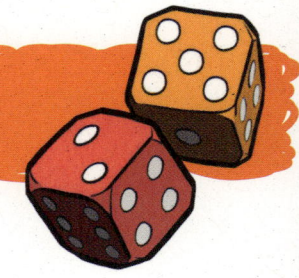

4. Weiterpacken

Wer hat zuerst drei Sachen in einer Reihe gesammelt?

 **Material:** Muggelsteine

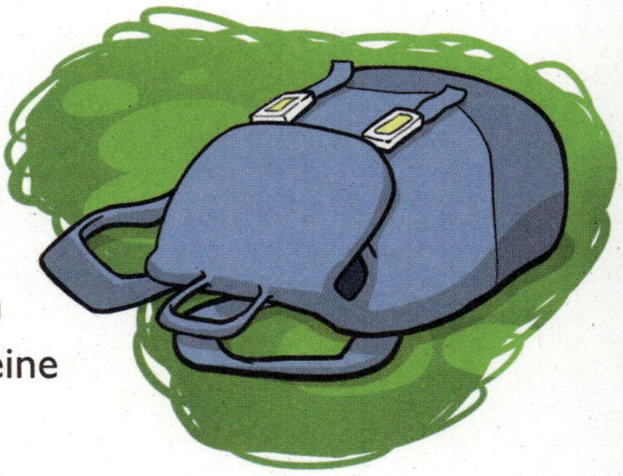

Anleitung: Jeder Spieler erhält vier Muggelsteine o. ä. Abwechselnd dürft ihr ein Bild benennen und darauf dann einen Muggelstein platzieren. Ziel ist es, möglichst vier Steine in einer Reihe (horizontal/vertikal) zu platzieren. Wer das zuerst schafft, hat gewonnen!

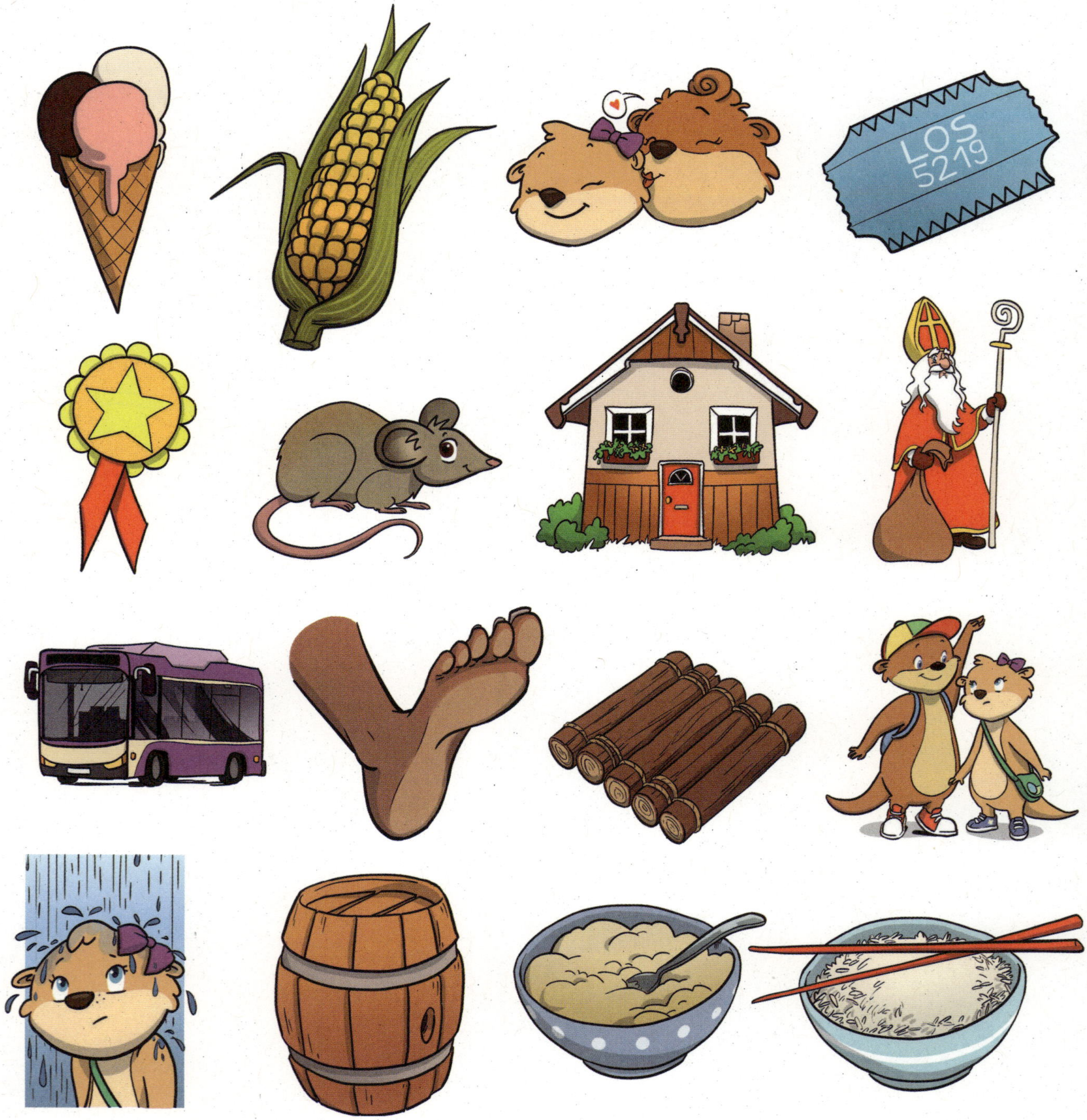

Als die Rucksäcke schließlich fertig gepackt sind, verabschieden sich Linus und Lina von ihren Eltern.
„Seid lieb und benehmt euch gut", sagt Mama.
Papa Otter zwinkert ihnen zu. „Und lasst euch von Oma nicht zu viele Flausen in den Kopf setzen!"
„Wir sind ganz brav!", verspricht Lina.
„Für Oma können wir aber nicht garantieren!", fügt Linus hinzu.

Mama und Papa Otter begleiten die beiden ans Ufer des Sees, der sich vor ihrem Bau erstreckt. Obwohl er Kleiner See heißt, ist er tatsächlich ganz schön groß und birgt so manches Geheimnis. Wenn man zum Beispiel ganz tief hinabtaucht, gerät man in einen Strudel, der einen an jeden Ort bringen kann. Wenn man nicht aufpasst, kann es aber passieren, dass man an einem anderen Ort landet oder vielleicht sogar in einer anderen Zeit …

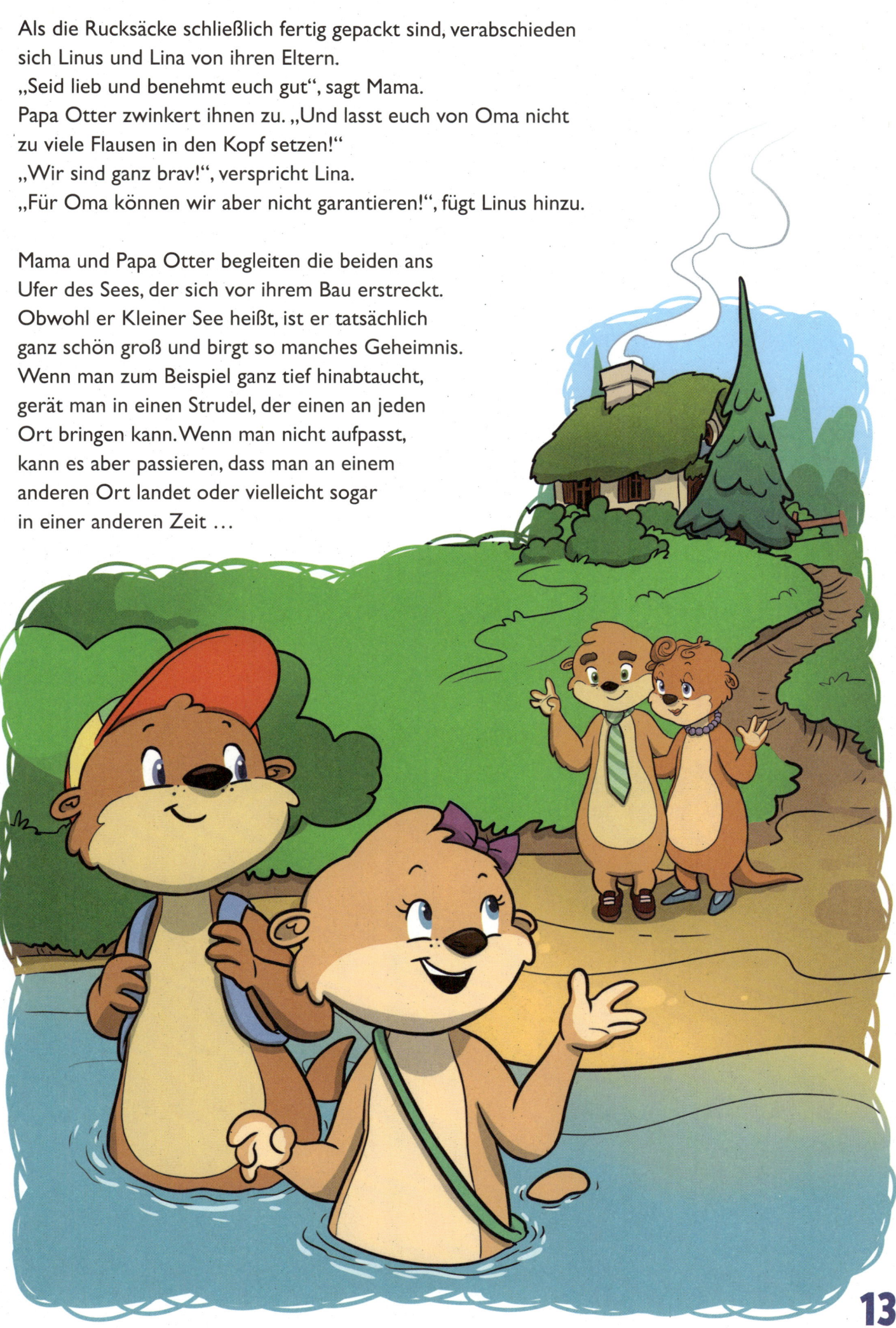

„Denkt dran, ihr müsst euch Omas und Opas Häuschen ganz genau vorstellen!", sagt Mama.
„Ach Mama", sagt Linus. „Wir haben doch schon so oft den Strudel genommen!"
Linus und Lina winken den Eltern noch einmal zu, dann sind sie mit wenigen Sätzen auch schon im See verschwunden. Das Häuschen ihrer Großeltern genau vor Augen tauchen die beiden tiefer und tiefer.

Kurz vor dem Grund sehen sie ihn schließlich – ein kleiner Wirbel, von dem ein schwaches Leuchten ausgeht. Wenn man nicht ganz genau darauf achtet, könnte man ihn glatt übersehen. Doch Linus und Lina wissen, wonach sie suchen. Sie schwimmen schnurstracks auf den Wirbel zu, schauen sich noch einmal kurz an. Dann schließen sie die Augen und tauchen hinein.

Als sie wieder auftauchen, liegt vor ihnen das vertraute Flussufer. Sie klettern die flache Böschung hinauf und stehen vor einem kleinen Birkenwäldchen, hinter dem sie schon das Rauschen des Meeres hören können. Vergnügt folgen Linus und Lina dem Weg, der durch das Wäldchen zum Haus von Oma und Opa führt.

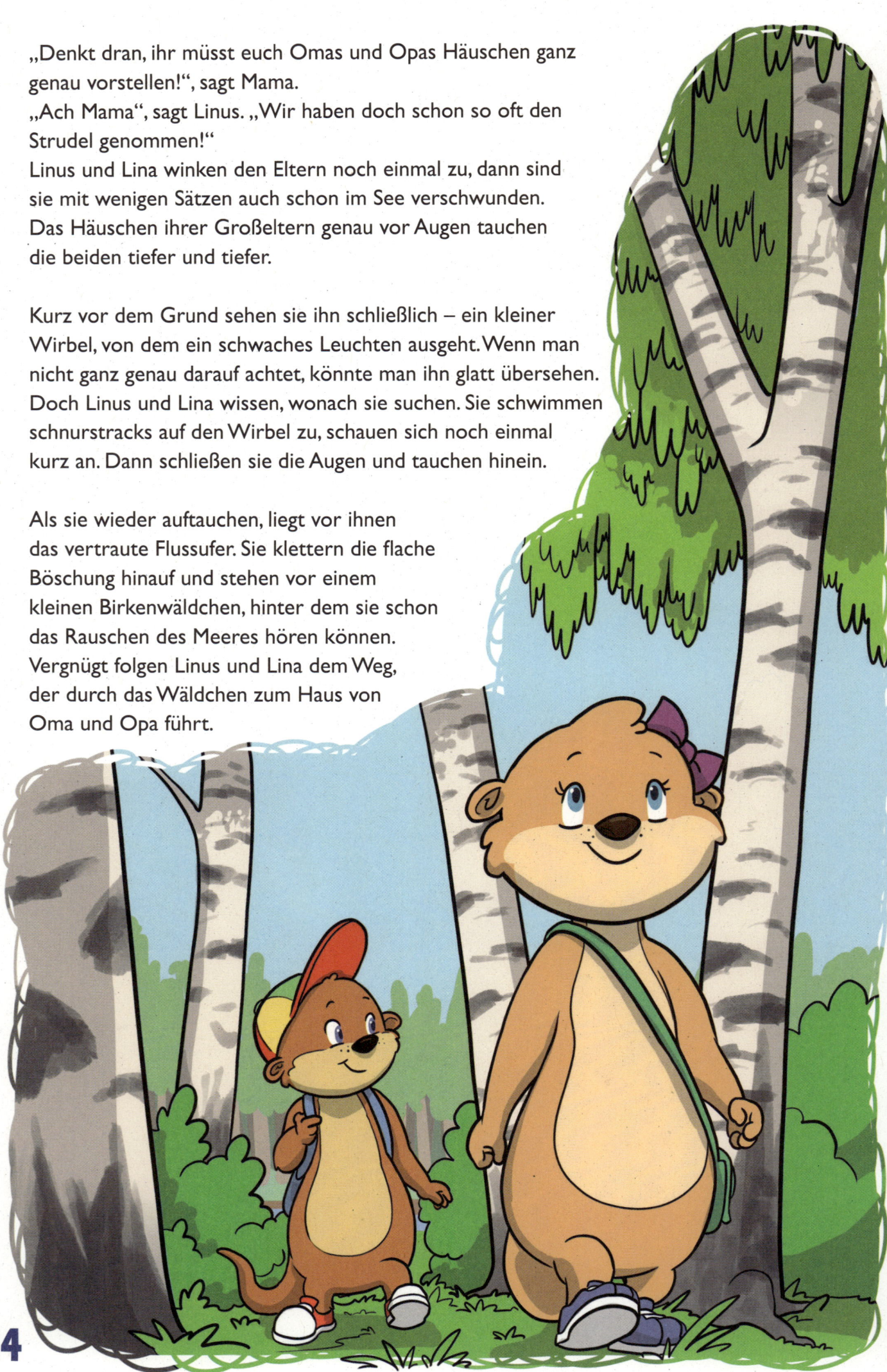

5. Linus und Lina im Wald

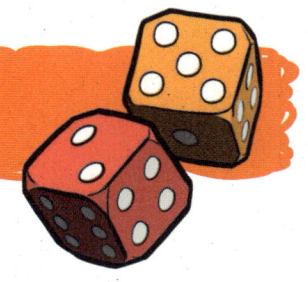

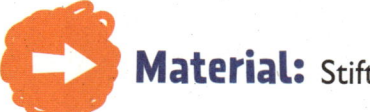

Material: Stifte

Anleitung: Doch was ist das? Im Wald haben sich verschiedene Gegenstände versteckt. Findest du sie alle? Wenn du einen Gegenstand gefunden hast, benenne ihn. Hast du ihn korrekt ausgesprochen, dann darfst du ihn anmalen.

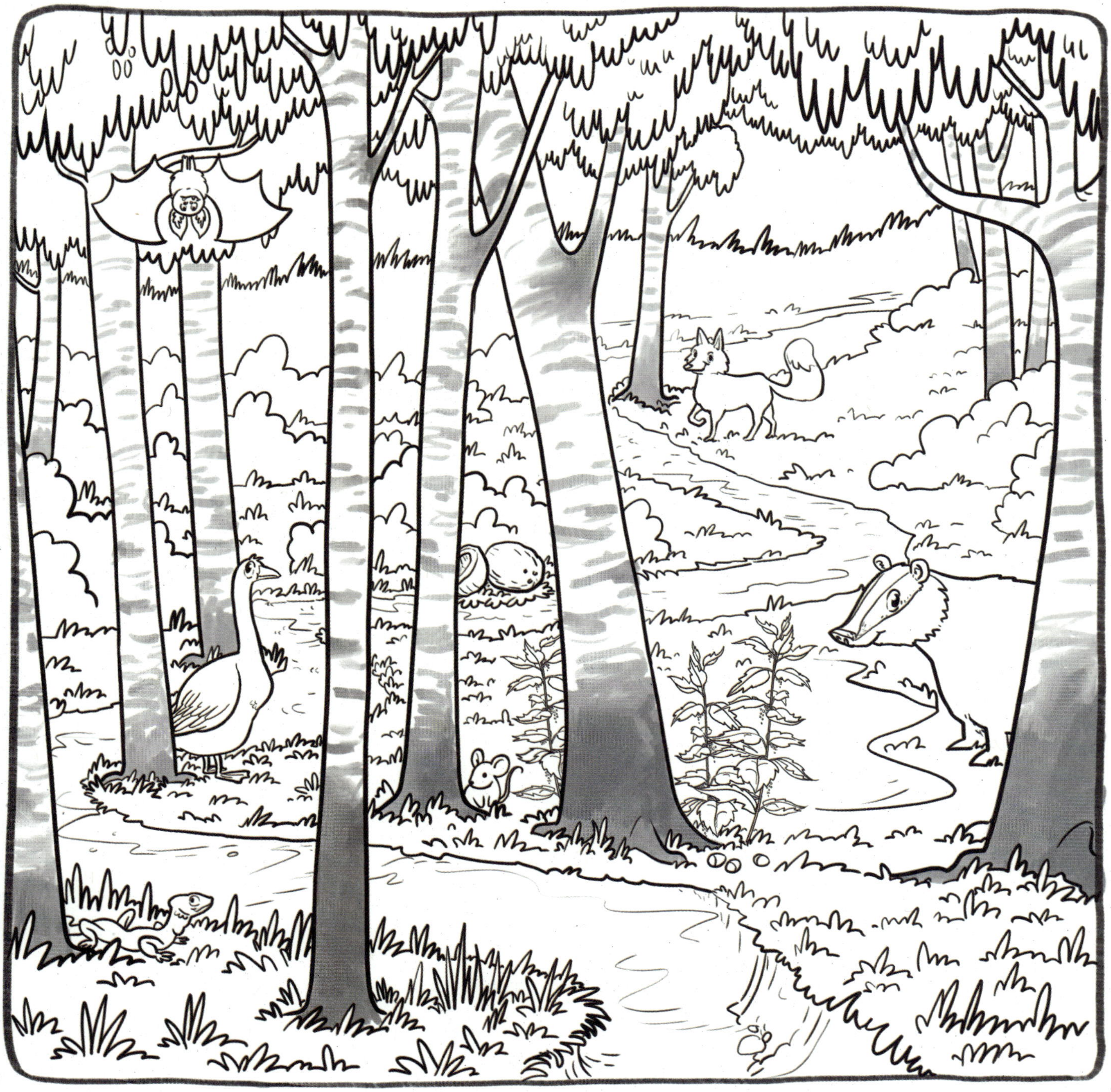

Lösung von links oben nach rechts unten: Fledermaus, Fuchs, Kokosnuss, Gans, Maus, Brennnessel, Nuss, Dachs, Echse, Gras

6. Linus und Lina teilen

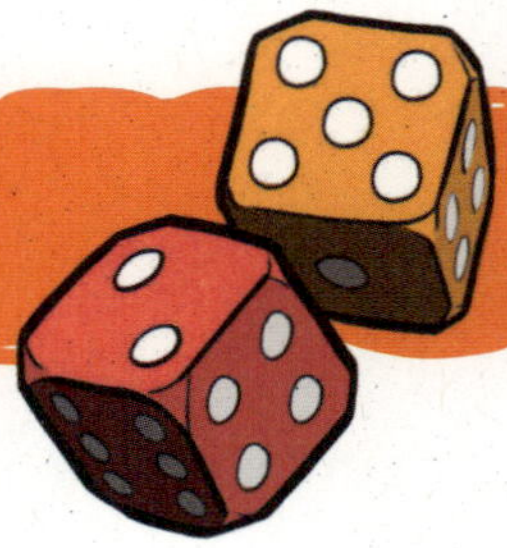

Linus und Lina haben so viele Sachen gefunden – sie können sich gar nicht entscheiden, wer was bekommt. Also spielen sie ein Spiel, um die Sachen aufzuteilen. Und du kannst mitspielen.

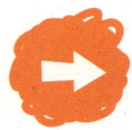 **Material:** kleine Gegenstände wie z. B. Muggelsteine, Kieselsteine, kleine Nudeln, Gummibärchen o. ä.

Anleitung: Lege kleine Gegenstände wie Muggelsteine o. ä. auf jedes Bild. Dann wird gewürfelt und das Bild benannt. Nur wenn der Laut /s/ korrekt ausgesprochen wird, darf der kleine Gegenstand vom Bild genommen werden. Wenn alle Gegenstände verteilt sind, ist das Spiel zu Ende.

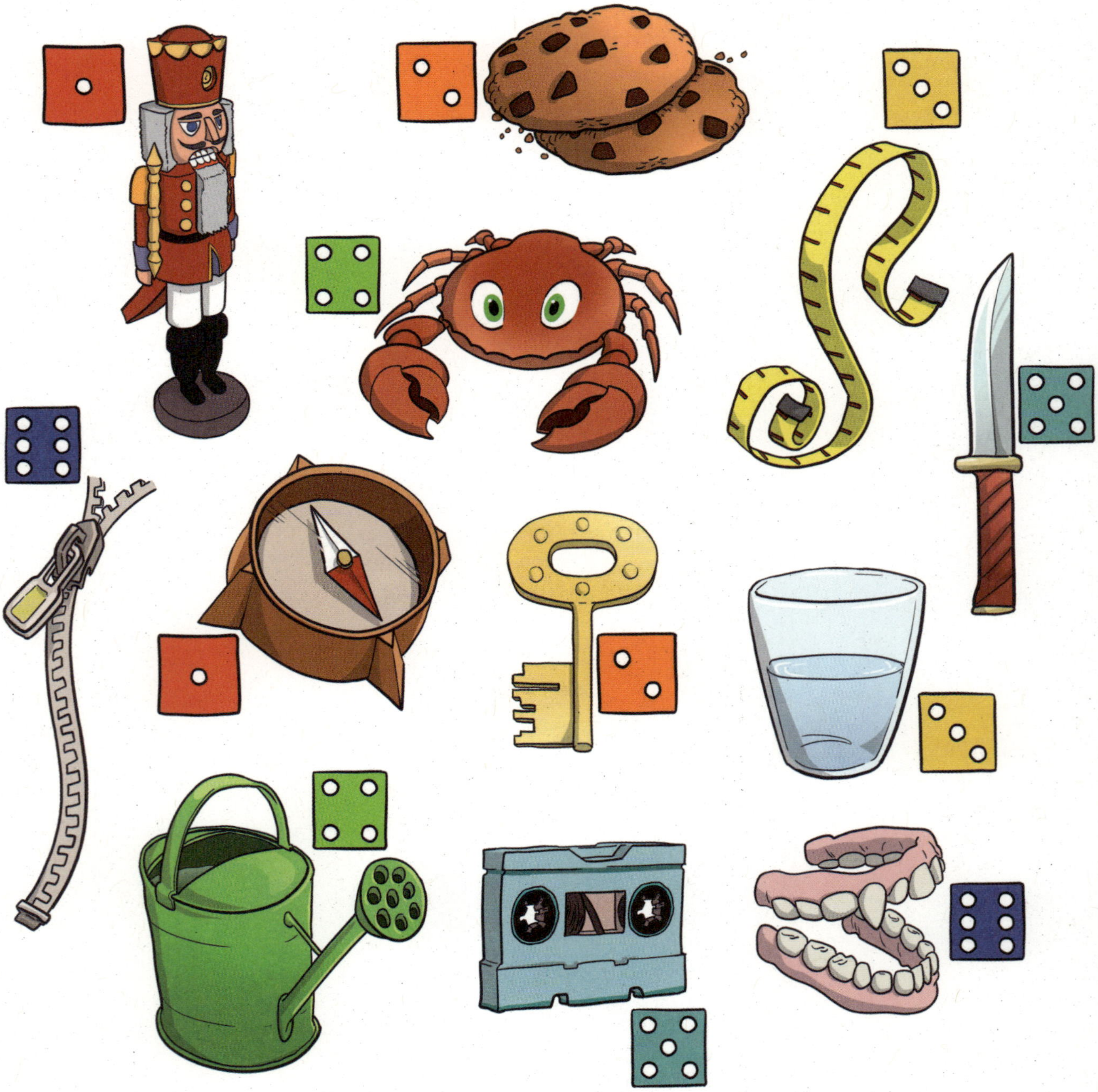

7. Lina hat …

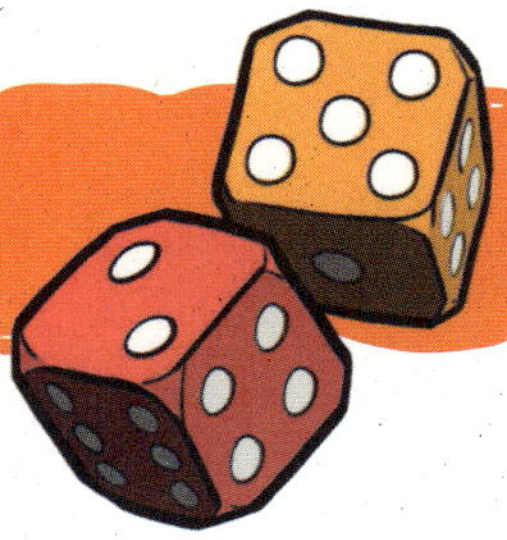

Material: Muggelsteine, kleine Nudeln, Smarties, kleine Steine o. ä., Würfel

Anleitung: Für dieses Spiel brauchst du einen Mitspieler. Zuerst legt ihr auf jedes Bild einen Muggelstein o. ä. Dann würfelt ihr reihum. Wenn ihr z. B. eine 1 gewürfelt habt, sagt ihr das entsprechende Wort und nur, wenn der Laut /s/ korrekt artikuliert wurde, dürft ihr den Muggelstein vom Bild wegnehmen. Wer am Ende die meisten Steine hat, gewinnt.

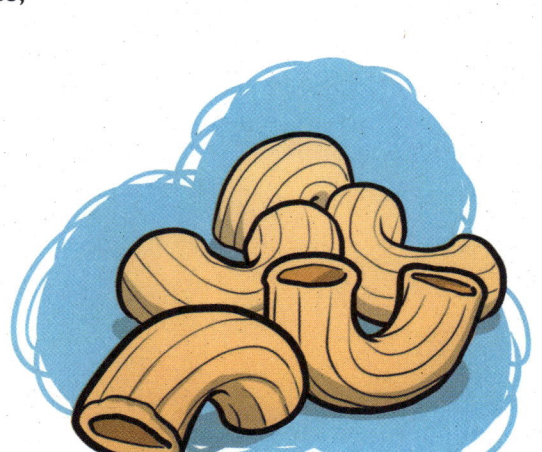

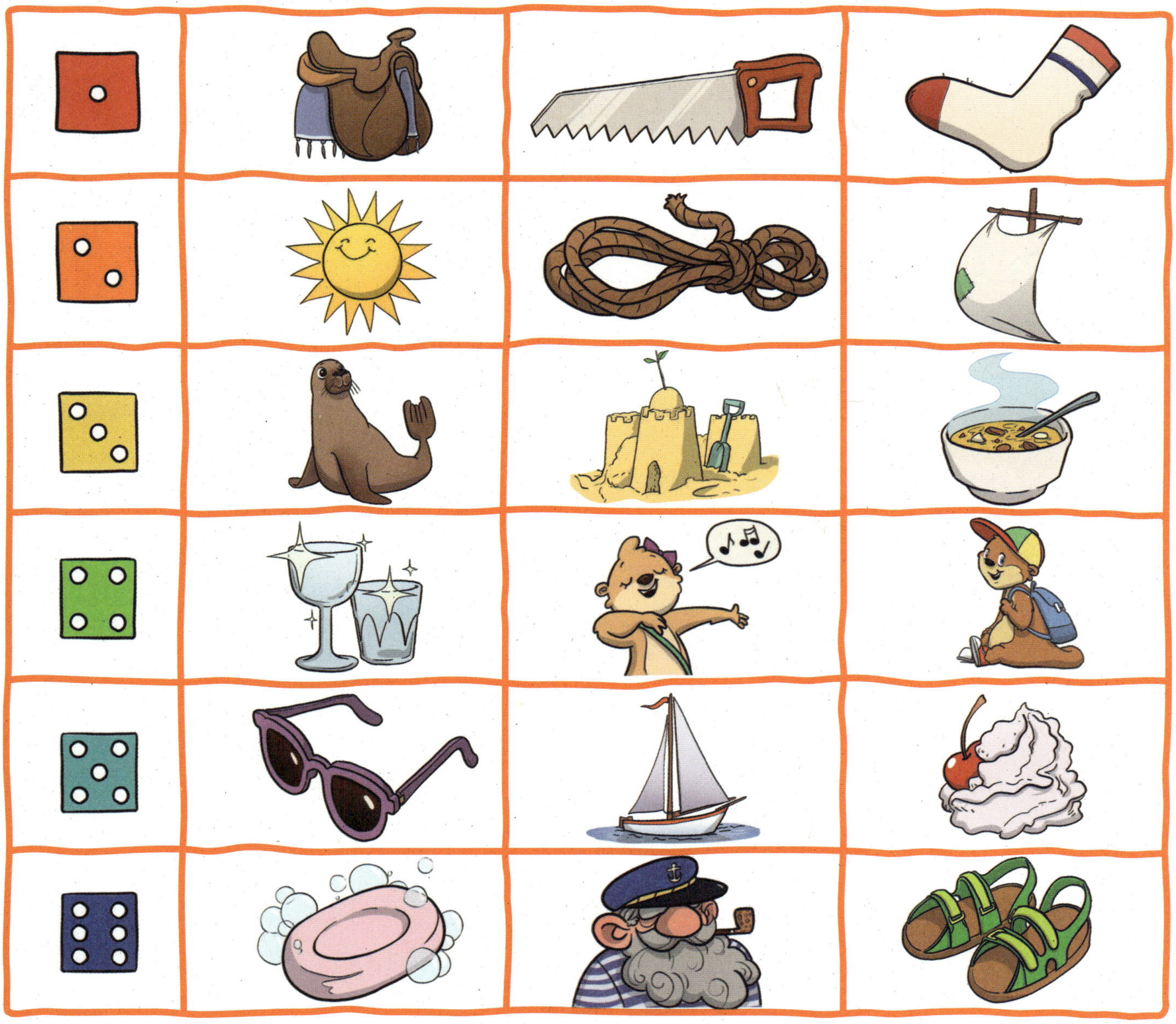

Linus und Lina sind so sehr damit beschäftigt, Sachen zu suchen,
dass der eigentlich kurze Spaziergang heute ganz schön lange dauert.
Doch schließlich erreichen sie das kleine Häuschen am Meer,
wo Oma und Opa schon auf sie warten.

„Da seid ihr ja endlich!", ruft Oma. Sie schließt ihre Enkel in die Arme.
Opa hievt sich aus seinem Schaukelstuhl, der auf der Veranda steht,
hoch und umarmt die beiden ebenfalls.

Kaum, dass sie ihre Sachen abgelegt haben,
fragen Linus und Lina auch schon wie aus
einem Mund: „Können wir gleich an den Strand?"
„Geht ihr mal", sagt Opa. Er lässt sich zurück
in seinen Schaukelstuhl sinken und lächelt.
„Oma kommt bestimmt gern mit, ich mach
erst mal noch ein Nickerchen."

Oma Otter gibt ihrem Mann einen liebevollen Klaps,
dann wirft sie Linus und Lina einen schelmischen
Blick zu. Bevor die beiden wissen, wie ihnen geschieht,
ist Oma schon losgesaust. Und sie ist ziemlich schnell
für ihr Alter.

„Wer als Letzter am Strand ist, ist eine
lahme Flunder!", ruft sie über die Schulter.
Das lassen sich Linus und Lina nicht zweimal
sagen. Sie flitzen Oma hinterher und
erreichen fast gleichzeitig mit ihr den Strand.

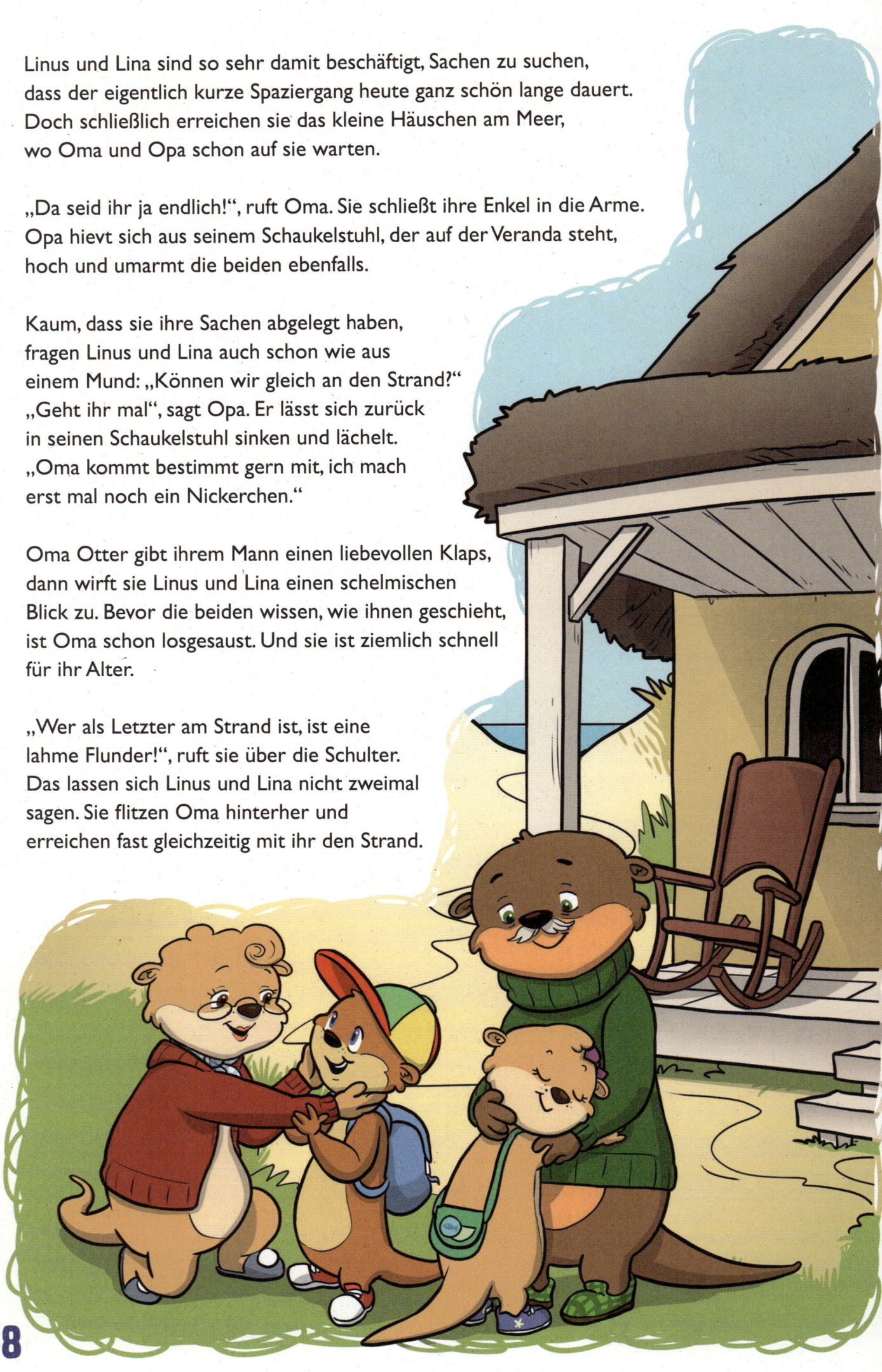

8. Linus und Lina am Meer

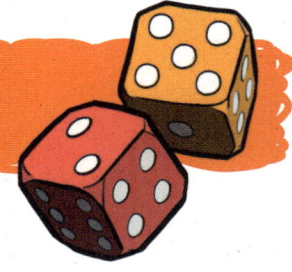

 **Material:** Stifte

Anleitung: Am Strand haben sich verschiedene Gegenstände versteckt. Findest du sie alle? Wenn du einen Gegenstand gefunden hast, dann darfst du diesen anmalen.

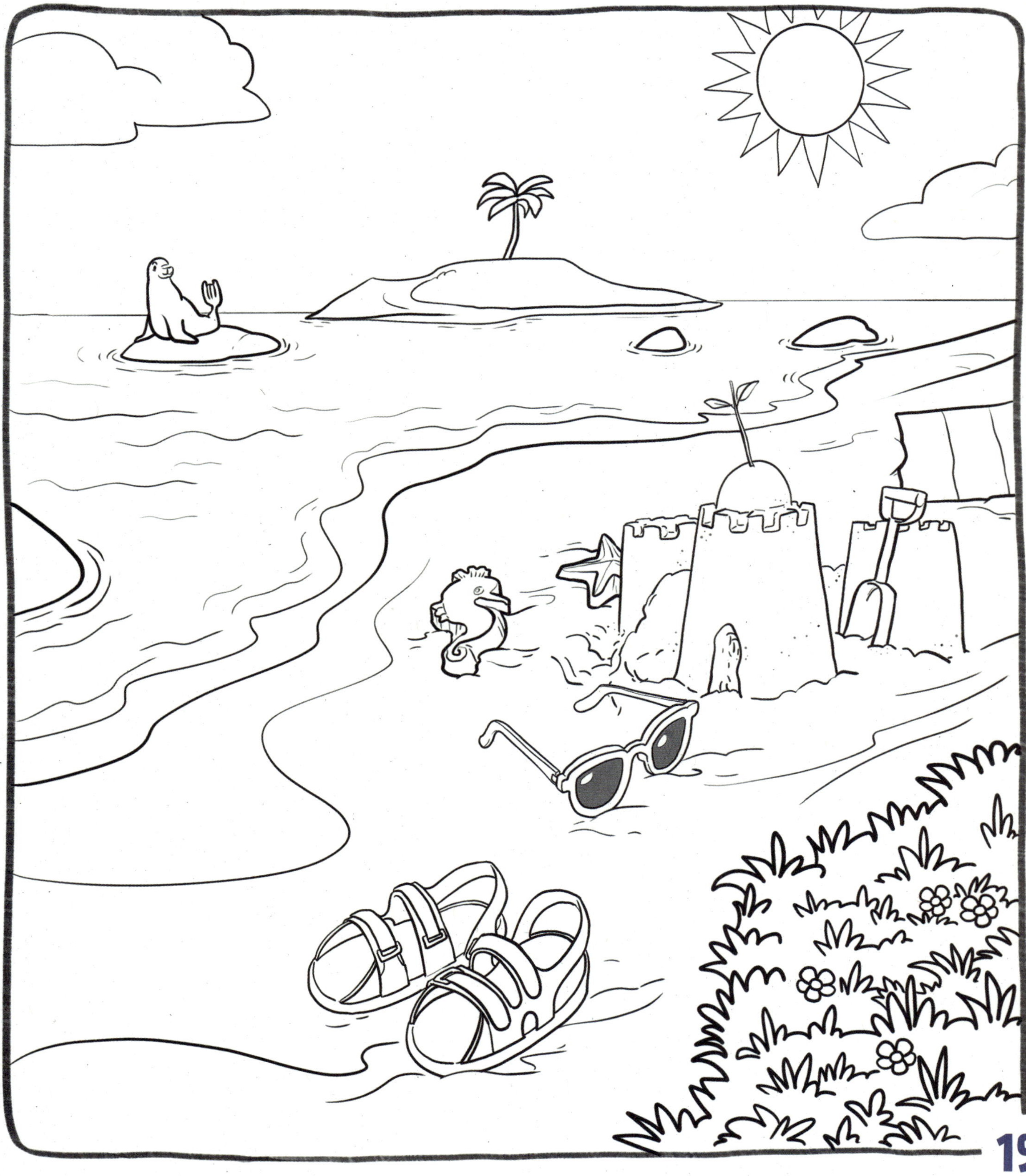

Als sie später vom Strand zurückkehren, schnarcht Opa im Schaukelstuhl noch immer vor sich hin. Oma bedeutet Linus und Lina, leise zu sein und ihr ins Haus zu folgen.

Drinnen angekommen, zwinkert sie ihren Enkeln verschwörerisch zu. „Was haltet ihr davon, wenn wir eine Runde ‚Sachen verstecken' spielen?" Das ist Omas Lieblingsspiel. Und am liebsten versteckt sie Sachen von Opa, der sich dann immer fürchterlich ärgert, wenn er seine Pfeife oder seine Pantoffeln nicht finden kann.

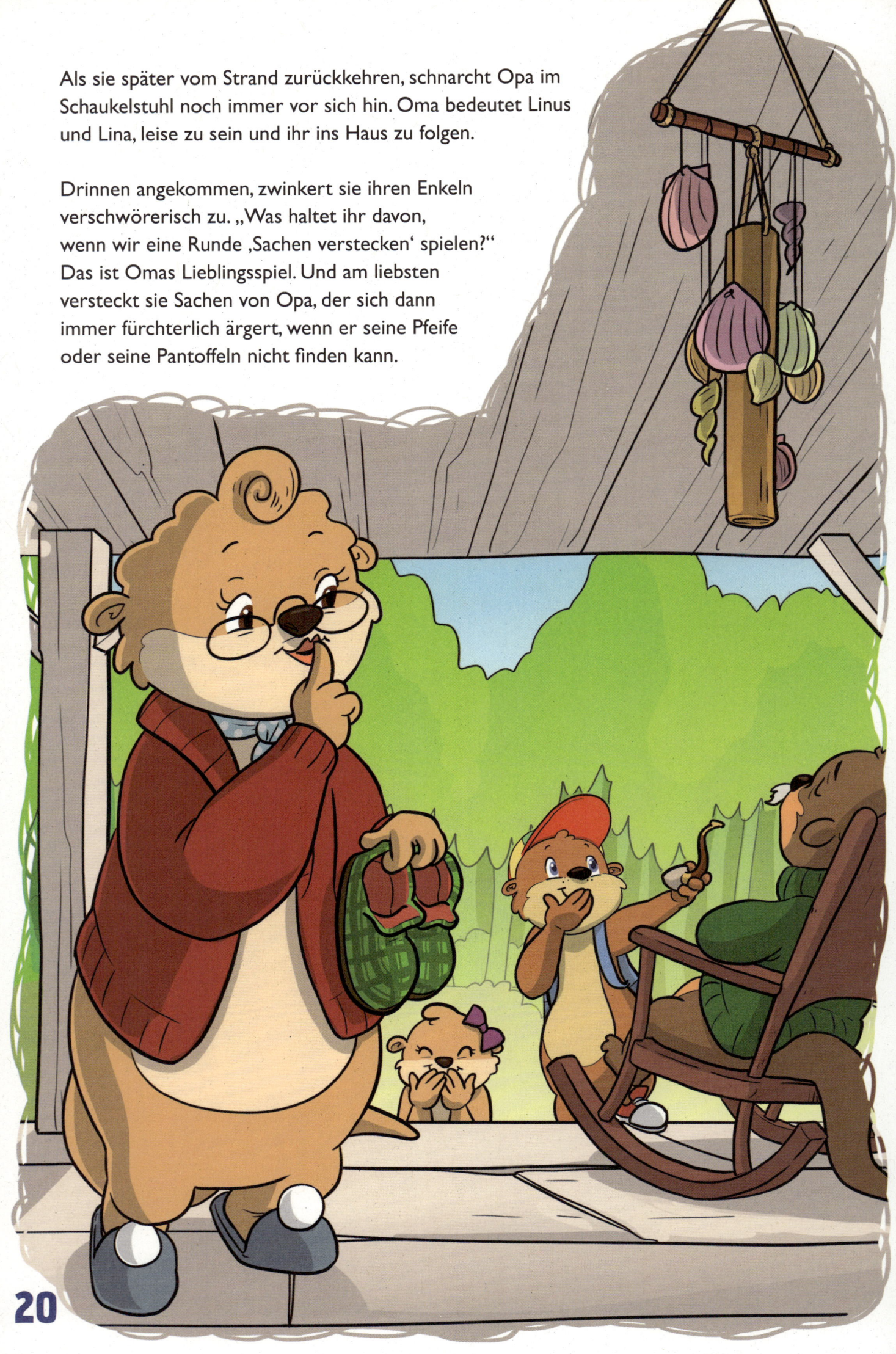

9. Sachen suchen mit Oma Otter

Material: eine Schere, Bildkarten

Anleitung: Sachen suchen geht am besten mit einem Mitspieler. Schneidet dafür alle Karten aus. Einer von euch versteckt die Karten im Zimmer, der andere muss sie suchen und das Bild benennen. Dieses Spiel könnt ihr abwechselnd spielen.

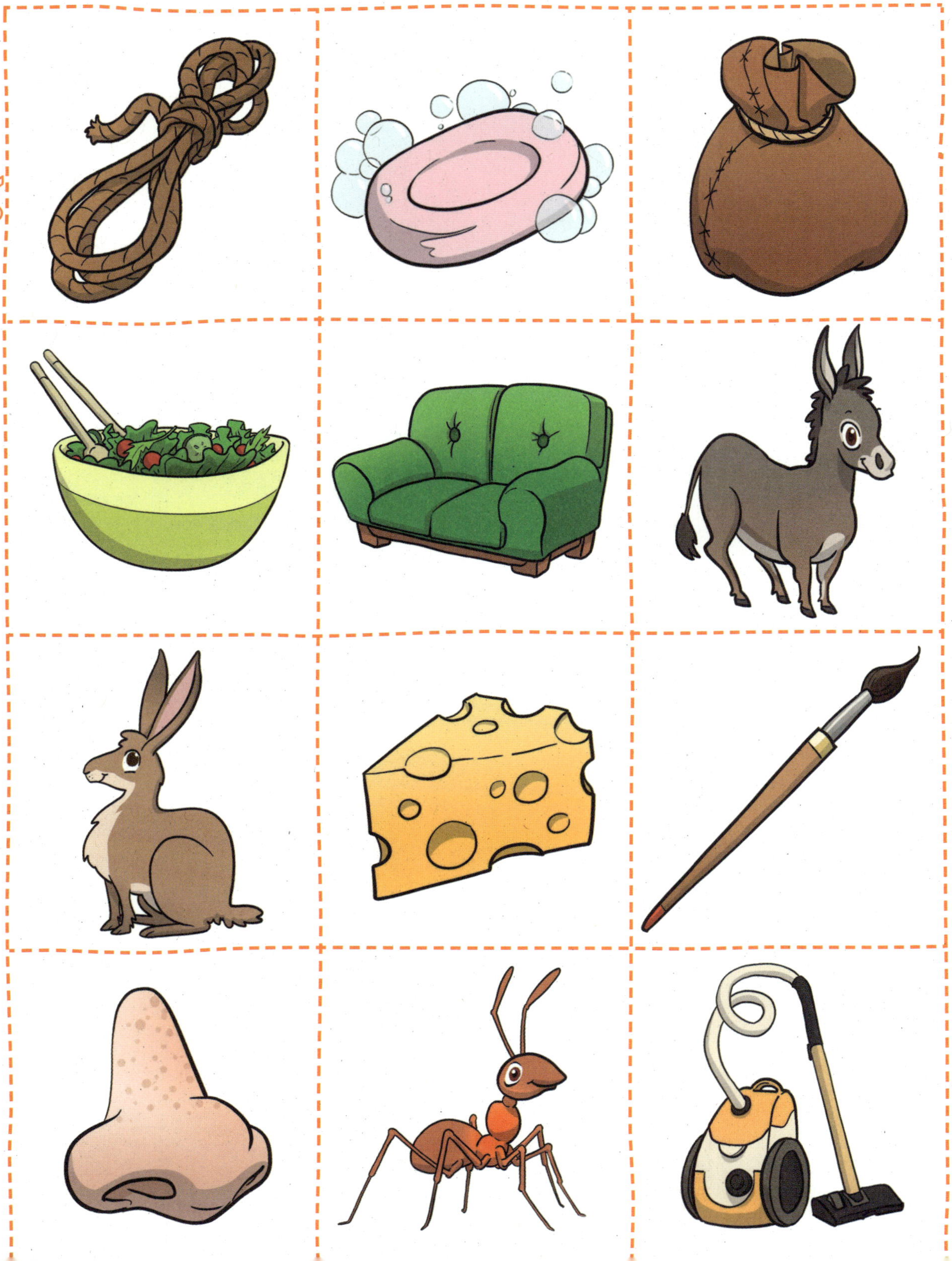

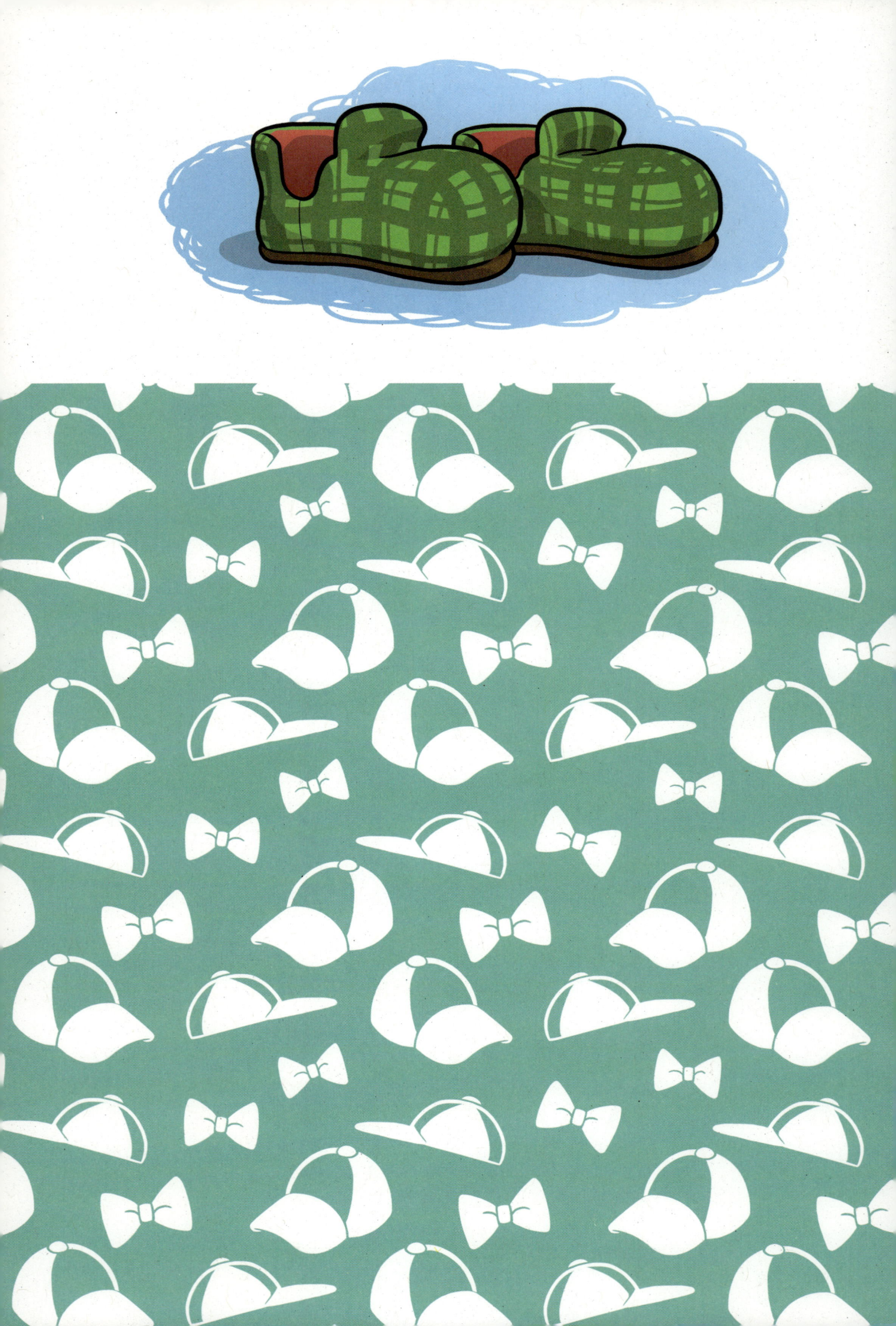

Während Oma, Linus und Lina noch durchs Haus jagen und
Sachen suchen, hören sie aus der Küche plötzlich Geräusche.
Wie als Antwort darauf knurrt Linus Magen. Oma schaut auf die Uhr.
„Höchste Zeit fürs Mittagessen", sagt sie. „Kommt, wir machen
uns ein paar Brote."
Linus und Lina folgen Oma in die Küche, doch von Opa fehlt jede Spur.

Er kommt ins Zimmer geschlendert, als Oma gerade die Teller auf
den Tisch stellt. Sie öffnet die Geschirrschublade und stutzt.
„Nanu", murmelt sie. „Wo ist denn das ganze Besteck hin?"
Sie probiert auch die anderen Schubladen und alle Küchenschränke
Dann dreht sie sich zu Opa um und schaut ihn streng an.
„Weißt du, wo das Besteck ist?"
„Das kann ich dir leider auch nicht sagen", antwortet Opa.
Er hat eine Unschuldsmiene aufgesetzt. „Vielleicht ist es ja dort,
wo meine Pantoffeln sind …?"

Lina kichert. „Sieht ganz danach aus, als ob
nicht nur wir Sachen suchen gespielt haben …"
„Ich hab aber Hunger!", murrt Linus.
Oma schaut Opa an. „Na schön, eh das arme
Kind verhungert: Du bekommst deine
Pantoffeln zurück, wenn du uns dafür verrätst,
wo das Besteck ist. Einverstanden?"

Opa schließt die Augen und denkt angestrengt nach.
Doch als er sie wieder öffnet, blickt er zerknirscht drein.
„Tut mir leid, aber ich glaube, ich hab wirklich vergessen,
wo ich das Besteck versteckt habe …"
Linus stöhnt, aber Oma streicht ihm über den Kopf.
„Na, na, keine Sorge. Ein paar Brote kriegen wir auch
ohne Besteck hin."

23

Nach dem Mittag wollen Linus und Lina wieder an den Strand. Linus möchte unbedingt eine Sandburg bauen. Natürlich helfen Lina und Oma tatkräftig mit. Sie holen eimerweise nassen Sand, aus dem sie fünf Türme formen. Die Türme verbinden sie mit dicken Mauern. Zum Schluss zieht Linus mit seiner Schaufel noch einen tiefen Graben um die Burg.

Als sie fertig sind und gemeinsam ihr Werk bewundern, sagt Oma: „Perfekt. Fehlt nur noch eins."
„Was denn?", fragt Linus.
„Ein paar Schlossgespenster natürlich!", sagt Oma.
„Zu Hause im Schrank habe ich noch ein paar alte Laken, damit können wir uns verkleiden und eine Runde um die Zinnen spuken!"
Linus und Lina sind begeistert. Sie lieben es, sich zu verkleiden. Gemeinsam mit Oma eilen sie zurück zum Haus. Oma läuft voran, die Treppe hinauf in ihr Schlafzimmer. Linus und Lina folgen ihr und beobachten gespannt, wie Oma ein großes Laken nach dem anderen aus dem Schrank zieht. Mit der Schere aus ihrem Nähkästchen schneidet Oma in die Laken ein paar Löcher für die Augen und große, gruselige Münder. Linus und Lina werfen sich ihre Laken über und betrachten sich im Spiegel.
„Wir sehen ja zum Fürchten aus!", sagt Lina. „Wunderbar!"

Sie können es kaum erwarten, zurück zum Strand zu kommen. Linus läuft vorneweg und macht heulende Geräusche, während er die Treppe hinunterfegt. Um ein Haar wäre er dabei am Fuß der Treppe mit Opa zusammengestoßen, der sich gerade einen Tee aus der Küche holen will. Erschrocken reißt Opa die Augen auf, eine Pfote landet auf seinem Herzen.
„Nicht ohnmächtig werden, mein Lieber, wir sind's doch nur!", ruft Oma von oben.

Schnell zieht Linus sich das Laken vom Kopf.
„Meine Güte, du hast mir vielleicht einen Schrecken eingejagt!", sagt Opa.
Besorgt führt Linus Opa zu seinem Sessel und bringt ihm eine Tasse Tee. Erst nachdem er sich noch zweimal versichert hat, dass es Opa gut geht, zieht er sein Laken wieder über. Oma und Lina warten an der Tür auf ihn, bereit loszugeistern …

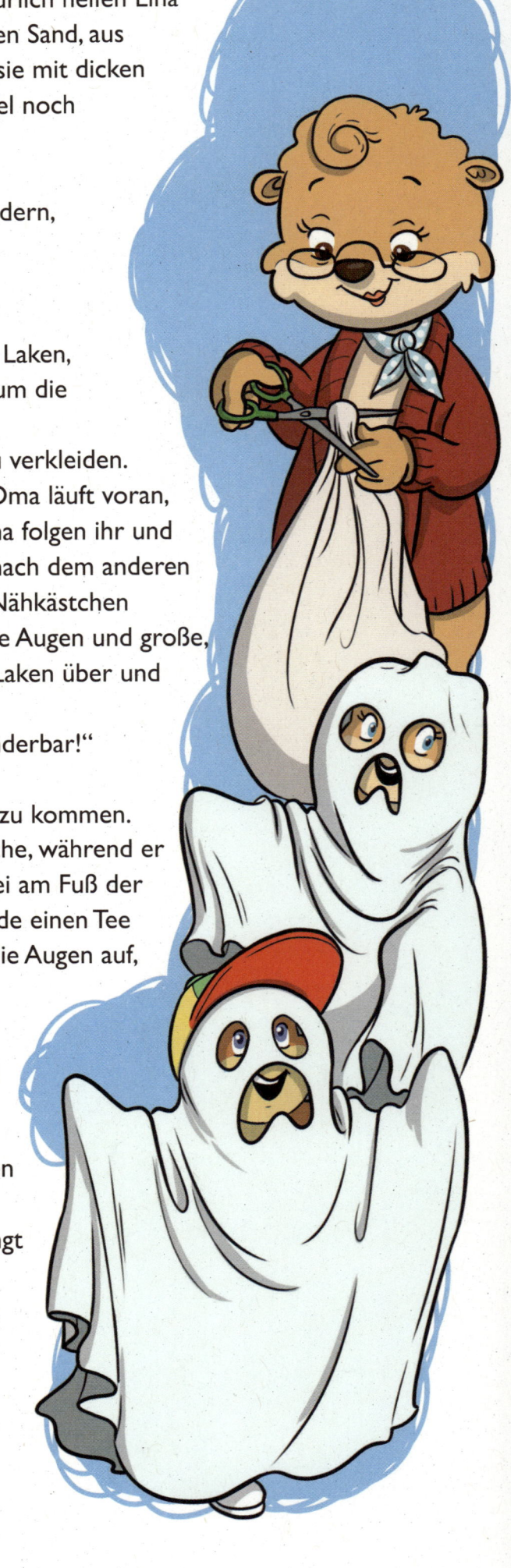

10. Drei Gespenster

 **Material:** Würfel, Spielfiguren

Anleitung: Auf Linus, Lina und Oma wird jeweils eine Spielfigur gestellt. Am besten spielt ihr dieses Spiel also zu dritt und jeder sucht sich eine Figur aus. Nun wird gewürfelt. Bei jeder Würfelzahl darf die entsprechende Spielfigur einen Kreis weitergestellt werden, aber erst nachdem ihr diesen Satz gesagt habt: **„Drei Gespenster geistern zum Schloss."** Wer zuerst am Schloss ist, hat gewonnen.

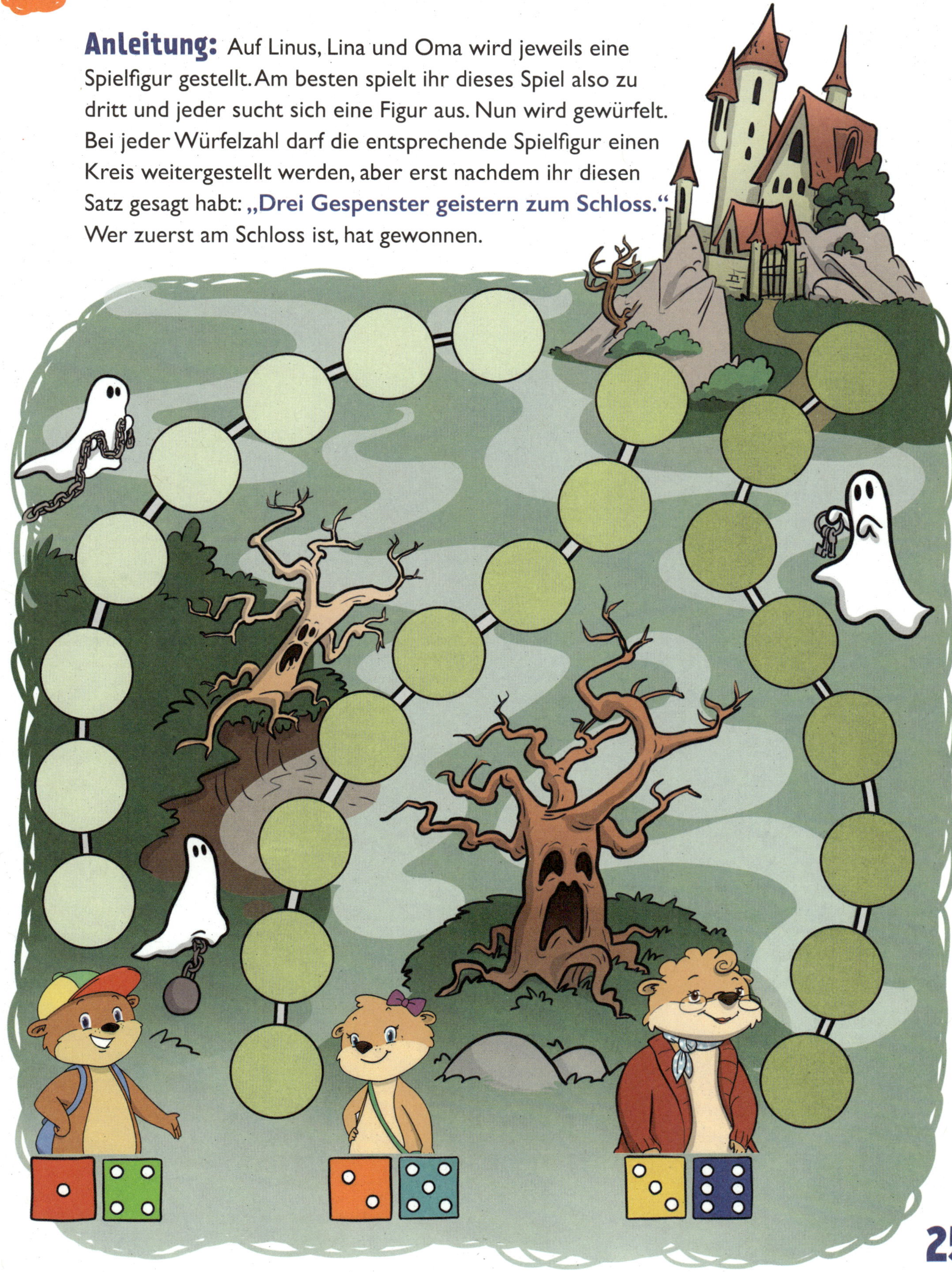

Am Strand angekommen spielen Linus, Lina und Oma so lange Fangen um ihr Schloss herum, bis aus der Ferne das Klingeln eines Glöckchens ertönt.

Neugierig schaut Linus sich um. „Ist das der Eiswagen?"

„Ich glaube schon", sagt Lina. „Dürfen wir uns ein Eis kaufen, Oma?"

„Natürlich, nur zu", antwortet Oma. „Ich schaue in der Zwischenzeit mal nach Opa."

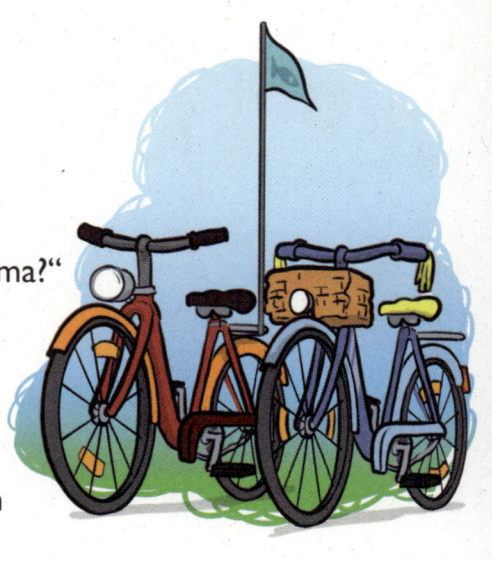

Linus und Lina folgen Oma zum Haus, wo in einem kleinen Schuppen zwei Fahrräder stehen. Dann fahren sie von Eiswagen zu Eiswagen, doch nie gibt es das Eis, das sie haben wollen.

11. Linus und Lina kaufen Eis

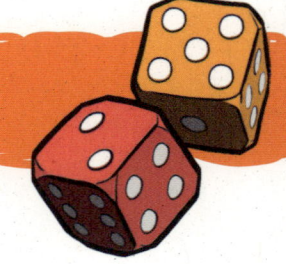

Material: Spielfiguren, Würfel

Anleitung: Such dir einen Mitspieler, damit ihr in die Rollen von Linus und Lina schlüpfen könnt. Nehmt euch die passenden Spielfiguren und stellt sie auf das Startfeld. Nun wird gewürfelt. Dann zieht ihr so viele Felder weiter, wie der Würfel Augen hat. Dabei sagt ihr jedes Mal:

„Linus und Lina wollen ein _____ Eis kaufen."

Denkt euch einfach eine Eissorte aus. Nur leider gibt es das Eis dort nicht, sodass Linus und Lina weiterfahren müssen.

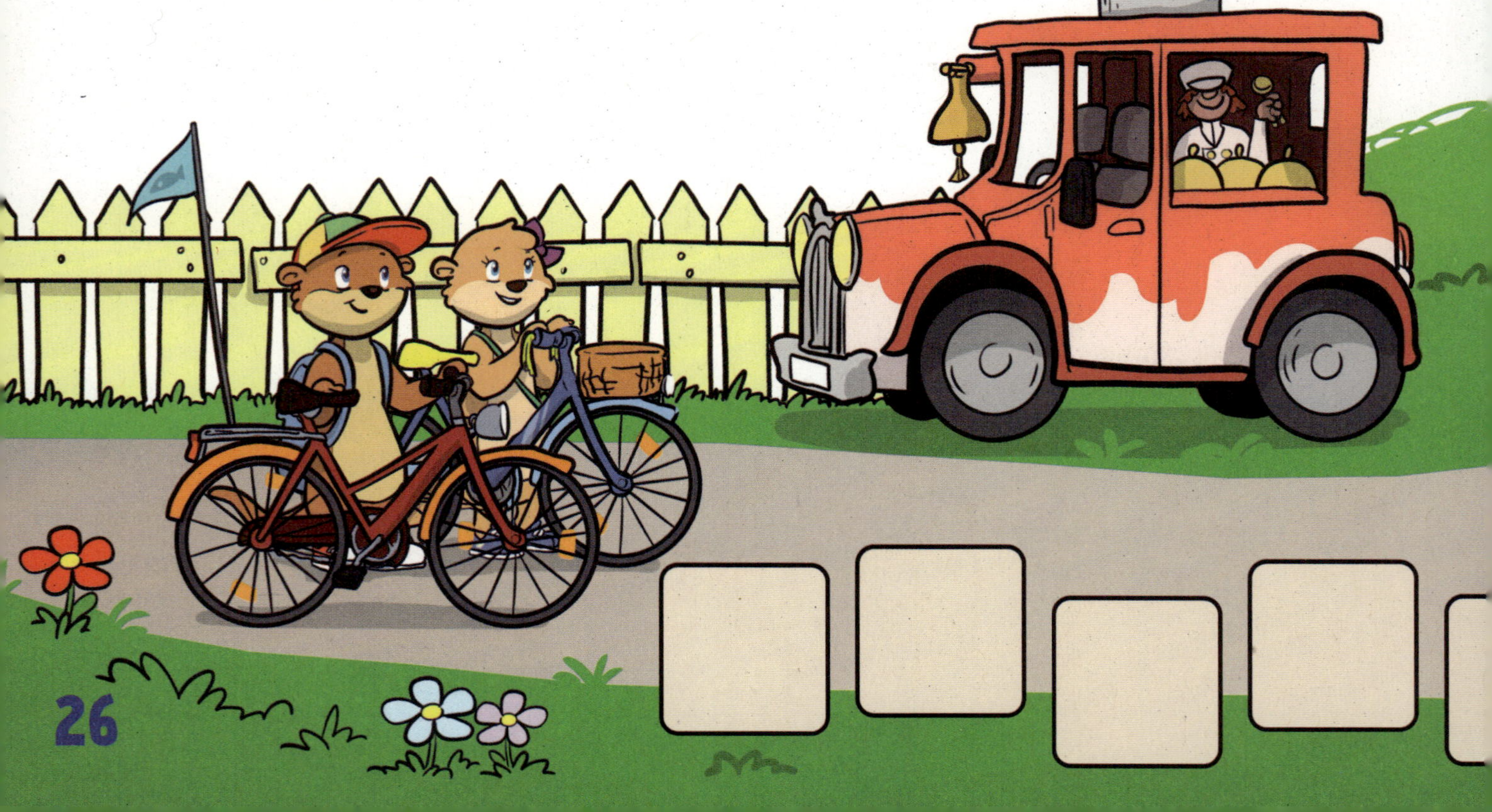

Am Ende landen die beiden schließlich in der Eisdiele „Zum fröhlichen Eisbären". Hinter dem Tresen steht Häsin Heike, die die beiden schon kennt und ihnen prompt ihr Lieblingseis serviert.

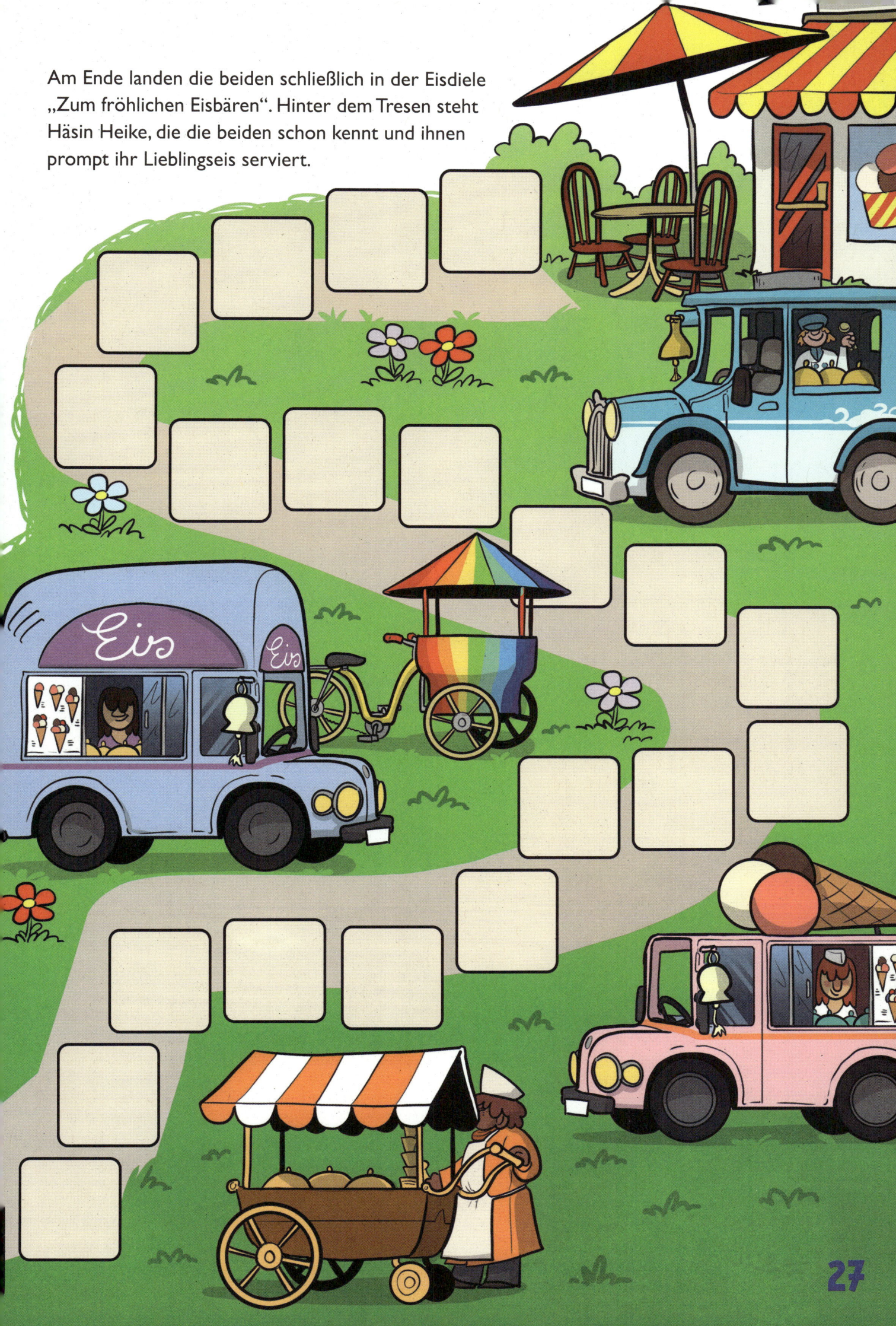

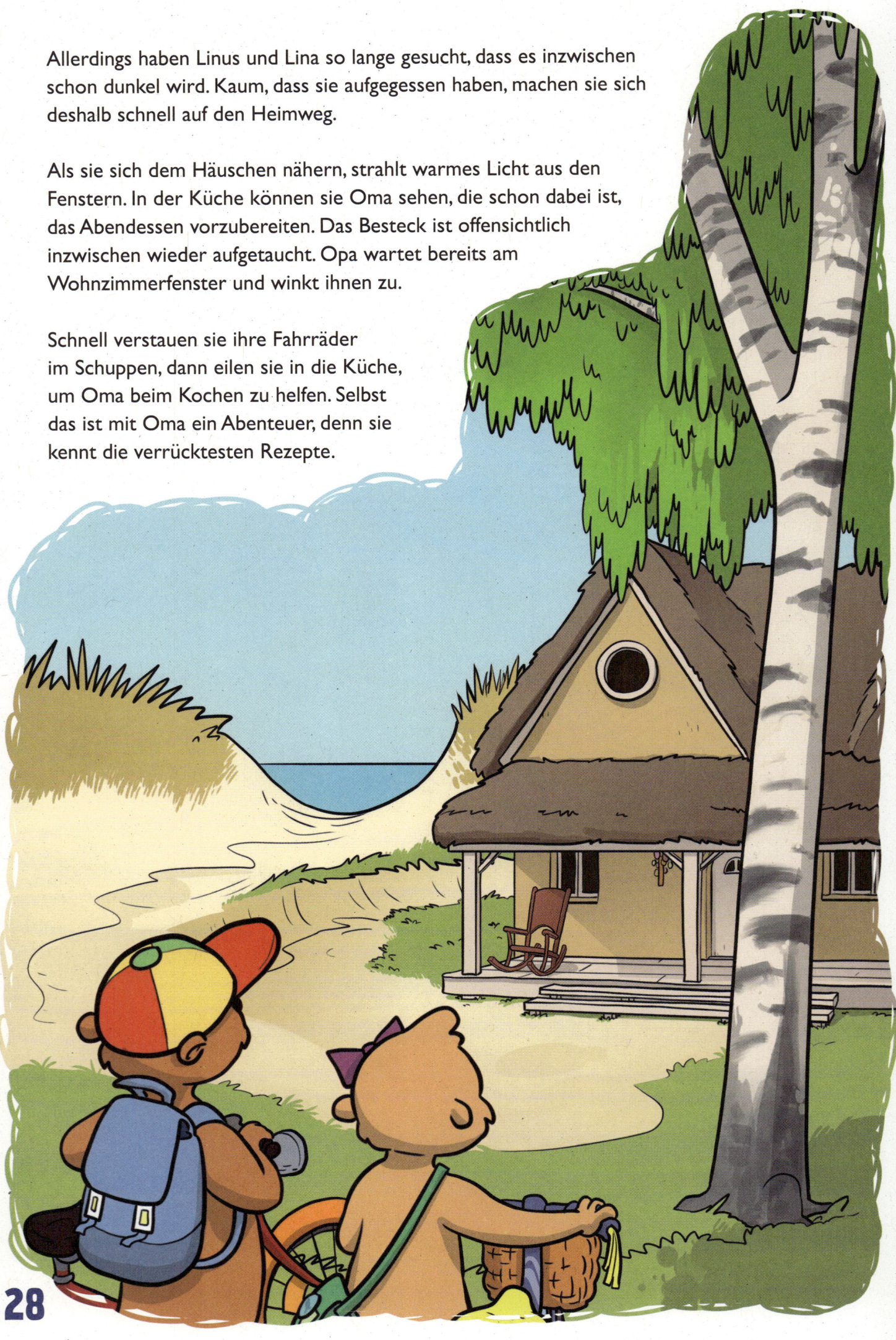

Allerdings haben Linus und Lina so lange gesucht, dass es inzwischen schon dunkel wird. Kaum, dass sie aufgegessen haben, machen sie sich deshalb schnell auf den Heimweg.

Als sie sich dem Häuschen nähern, strahlt warmes Licht aus den Fenstern. In der Küche können sie Oma sehen, die schon dabei ist, das Abendessen vorzubereiten. Das Besteck ist offensichtlich inzwischen wieder aufgetaucht. Opa wartet bereits am Wohnzimmerfenster und winkt ihnen zu.

Schnell verstauen sie ihre Fahrräder im Schuppen, dann eilen sie in die Küche, um Oma beim Kochen zu helfen. Selbst das ist mit Oma ein Abenteuer, denn sie kennt die verrücktesten Rezepte.

12. Linus und Lina essen

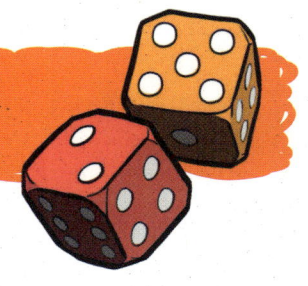

Material: Stifte

Anleitung: Auf der Anrichte stehen schon drei große Töpfe bereit, gefüllt mit allerlei leckeren Sachen. Nimm dir verschiedene Stifte und male die Lebensmittel in den Töpfen an. Jedes Mal, wenn du eine neue Zutat anmalen möchtest, sagst du: „Linus und Lina essen heiße ...“

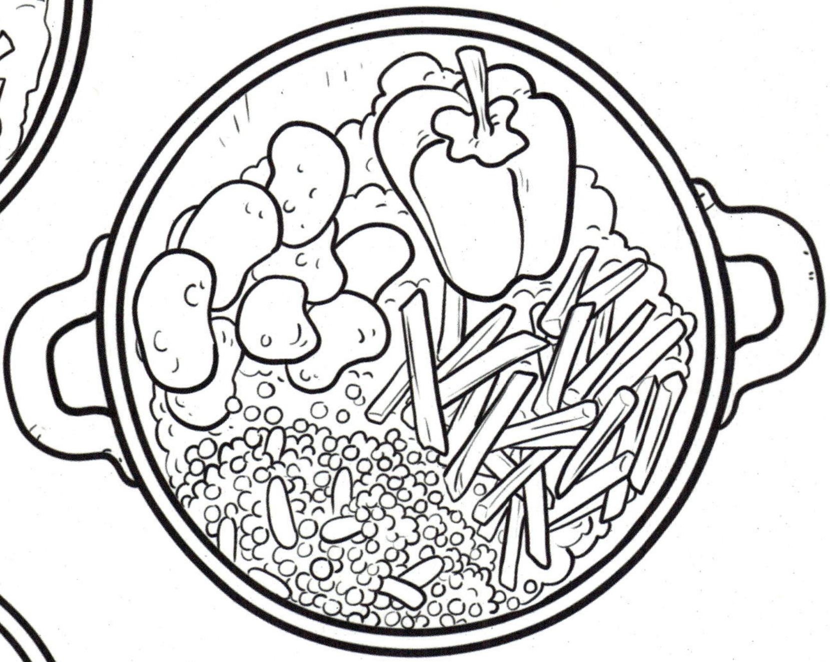

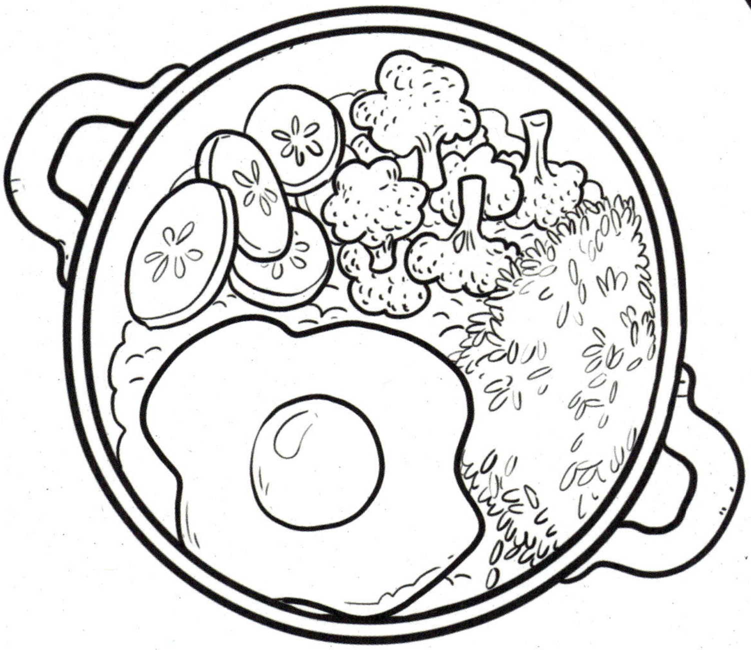

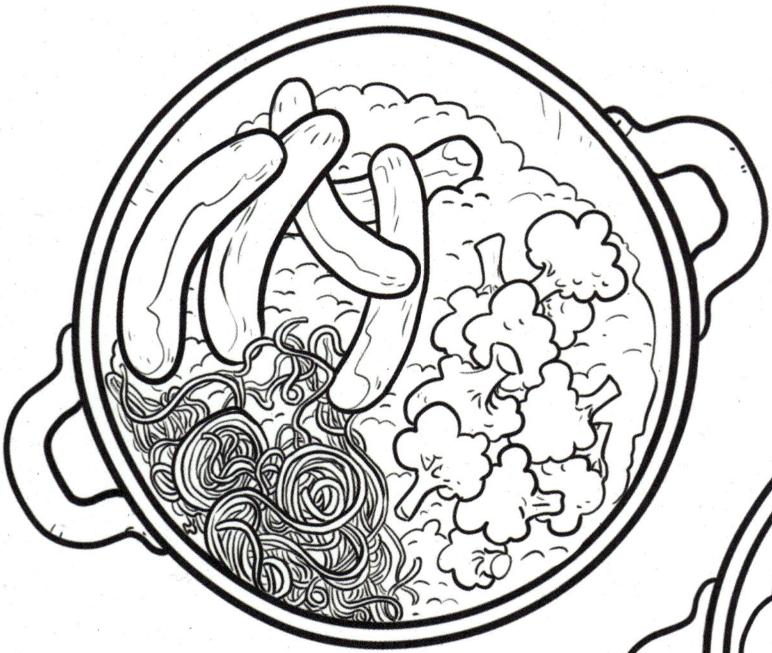

Nach dem Abendessen fallen Linus und Lina in ihre Betten wie Steine. Eine Weile schmieden sie noch flüsternd Pläne, was sie in den nächsten Tagen alles machen wollen. Doch bald werden ihre Augenlider schwer und kurz darauf sind die beiden auch schon eingeschlafen.

Am nächsten Morgen sind Linus und Lina mit den ersten Sonnenstrahlen auf den Beinen. Zum Glück sind auch Oma und Opa Frühaufsteher und sitzen bereits am Frühstückstisch.

„Guten Morgen, ihr beiden", begrüßt Opa sie. „Habt ihr gut geschlafen?"
„Tief und fest!", sagt Linus.
„Sehr gut", sagt Opa. „Denn für das, was wir heut vorhaben, müsst ihr ausgeschlafen sein!"
„Jetzt lass die Kinder doch erst mal etwas essen", sagt Oma.
Sie stellt ein Tablett mit frischen Brötchen, Käse und Honig auf den Tisch. Doch die Neugier von Linus und Linas ist längst geweckt. Eilig verputzen sie jeder ein Brötchen. Dabei lassen sie Opa nicht aus den Augen.
Als sie aufgegessen haben, fragt Lina: „Was haben wir denn heute vor, Opa?"

Neugierig beobachten Linus und Lina, wie Opa einen großen Schlüsselbund unter dem Tisch hervorzieht.
„Es ist so", sagt Opa. „Ich habe diesen riesigen Schlüsselbund gefunden, aber ich weiß nicht mehr, wofür all diese Schlüssel sind. Könnt ihr das für mich herausfinden?"

Da sind Linus und Lina natürlich sofort Feuer und Flamme. Sie helfen Oma noch schnell, den Tisch abzuräumen. Dann machen sie sich auf die Suche nach den passenden Schlössern.

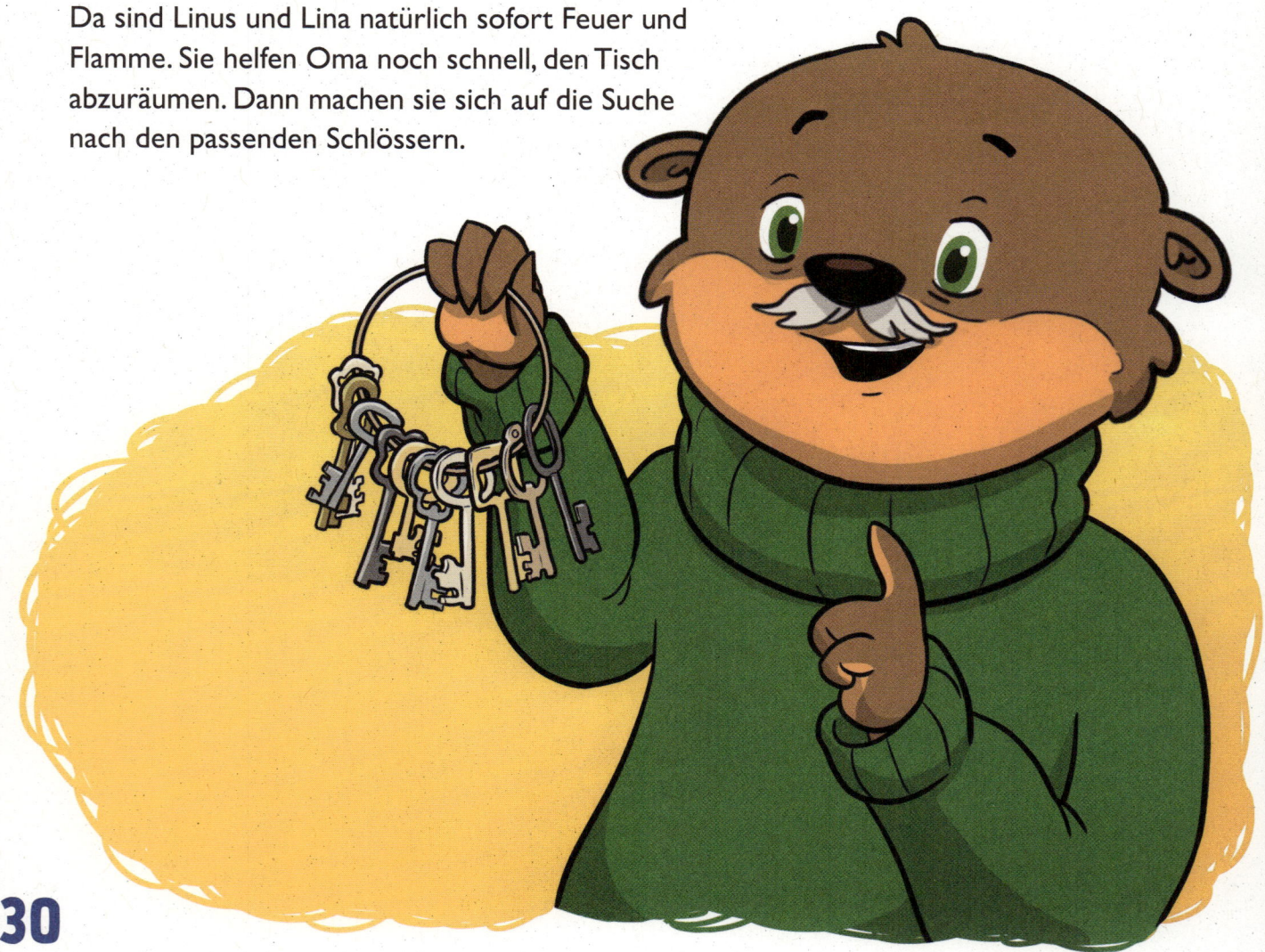

13. Schlüssel finden

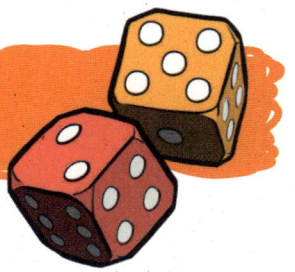

Material: Stifte

Anleitung: Such dir einen Schlüssel aus und finde das passende Schloss. Beides kannst du dann in der gleichen Farbe anmalen oder mit einer Linie verbinden. Dabei sagst du jedes Mal: **„Linus und Lina finden den passenden Schlüssel."**

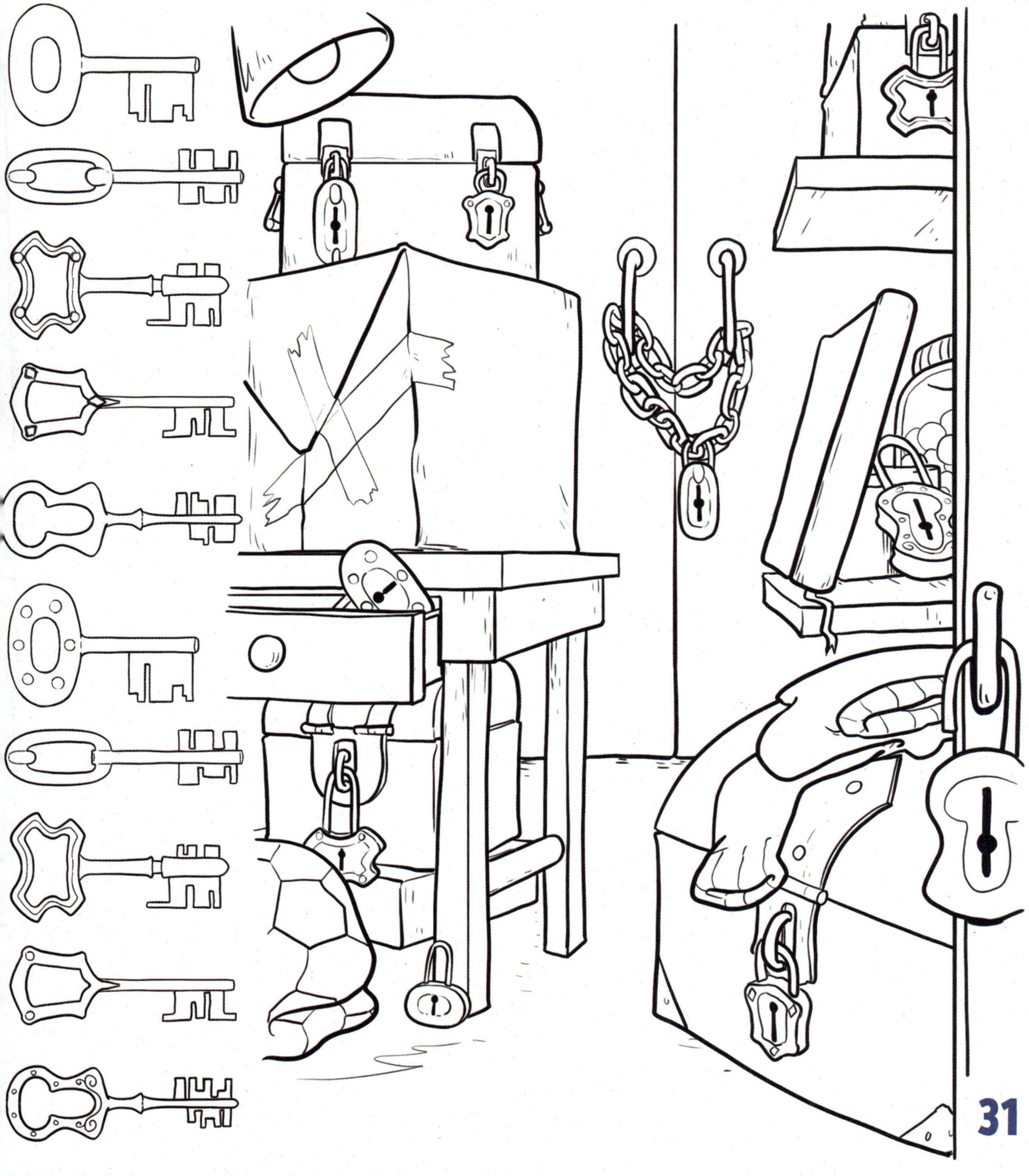

Den ganzen Vormittag verbringen die beiden in Opas Keller und finden hinter den Schlössern so manchen Schatz, der längst in Vergessenheit geraten ist: alte Fotoalben, Blumensamen, einen kleinen, verrosteten Anker …

Opa freut sich darüber so sehr, dass er Linus und Lina ein paar Münzen in die Hand drückt.

„Am Strand ist Kirmes", sagt er. „Für eure Hilfe habt ihr euch ein paar Karussellfahrten verdient!"

„Danke, Opa!", sagen Linus und Lina wie aus einem Munde. „Kommst du mit?"

Opa winkt lachend ab. „Ach, das ist nix für meine alten Knochen. Außerdem muss ich aufpassen, dass Oma keine Dummheiten macht. Fahrt einfach eine Runde für mich mit."

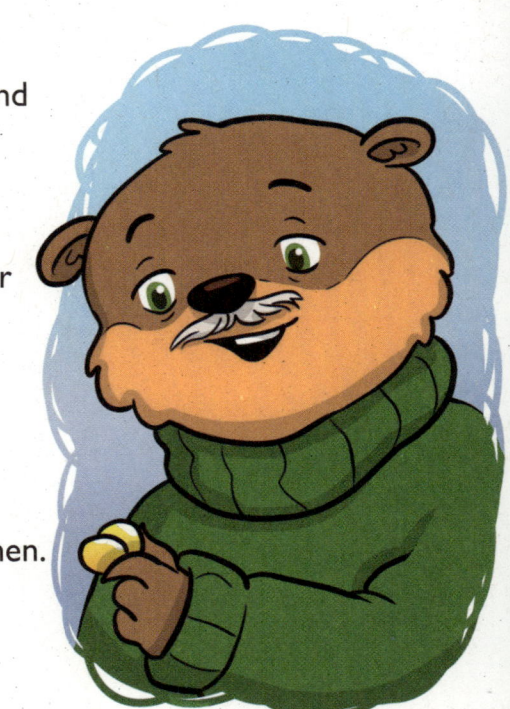

14. Linus und Lina fahren …

Auf der Kirmes gibt es jede Menge aufregende Fahrgeschäfte und bei jeder Fahrt bekommen Linus und Lina eine Fahrzeugkarte, die sie sammeln können. Deshalb versuchen die beiden, mit möglichst vielen Fahrzeugen zu fahren, damit sie am Ende möglichst viele Karten gesammelt haben.

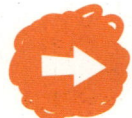 **Material:** Fahrzeugkarten, Kugel, Murmel, Spielzeugauto o. ä.

Anleitung: Für dieses Spiel brauchst du einen Mitspieler. Schneidet die Fahrzeuge aus und stellt die Karten an einer Fußleiste auf. Setzt euch ca. 2 m entfernt auf den Fußboden. Jeder von euch hat eine Murmel, Kugel oder ein Spielzeugauto in der Hand. Nun versucht ihr, eines der Fahrzeuge mit eurer Kugel umzustoßen. Dabei sagt ihr jedes Mal: „Linus und Lina fahren auf der Kirmes mit …"

Fällt die Karte um, dürft ihr sie behalten. Bleibt die Karte stehen, ist euer Gegner dran. Wer am Ende die meisten Fahrzeugkarten gesammelt hat, hat gewonnen.

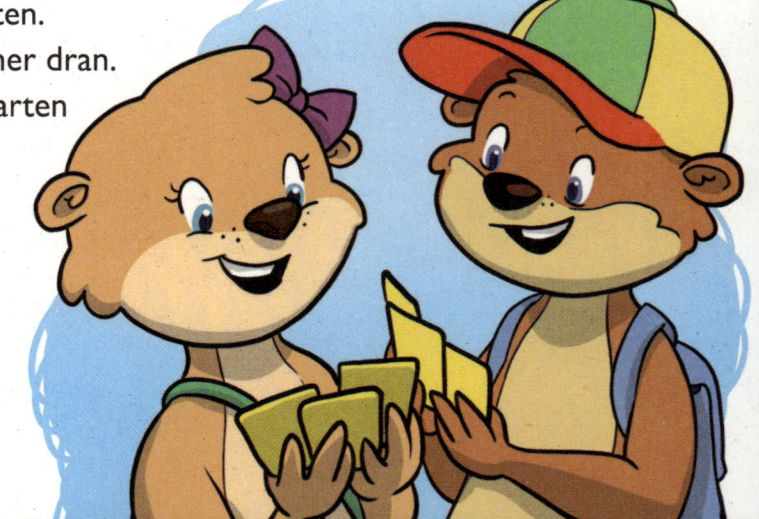

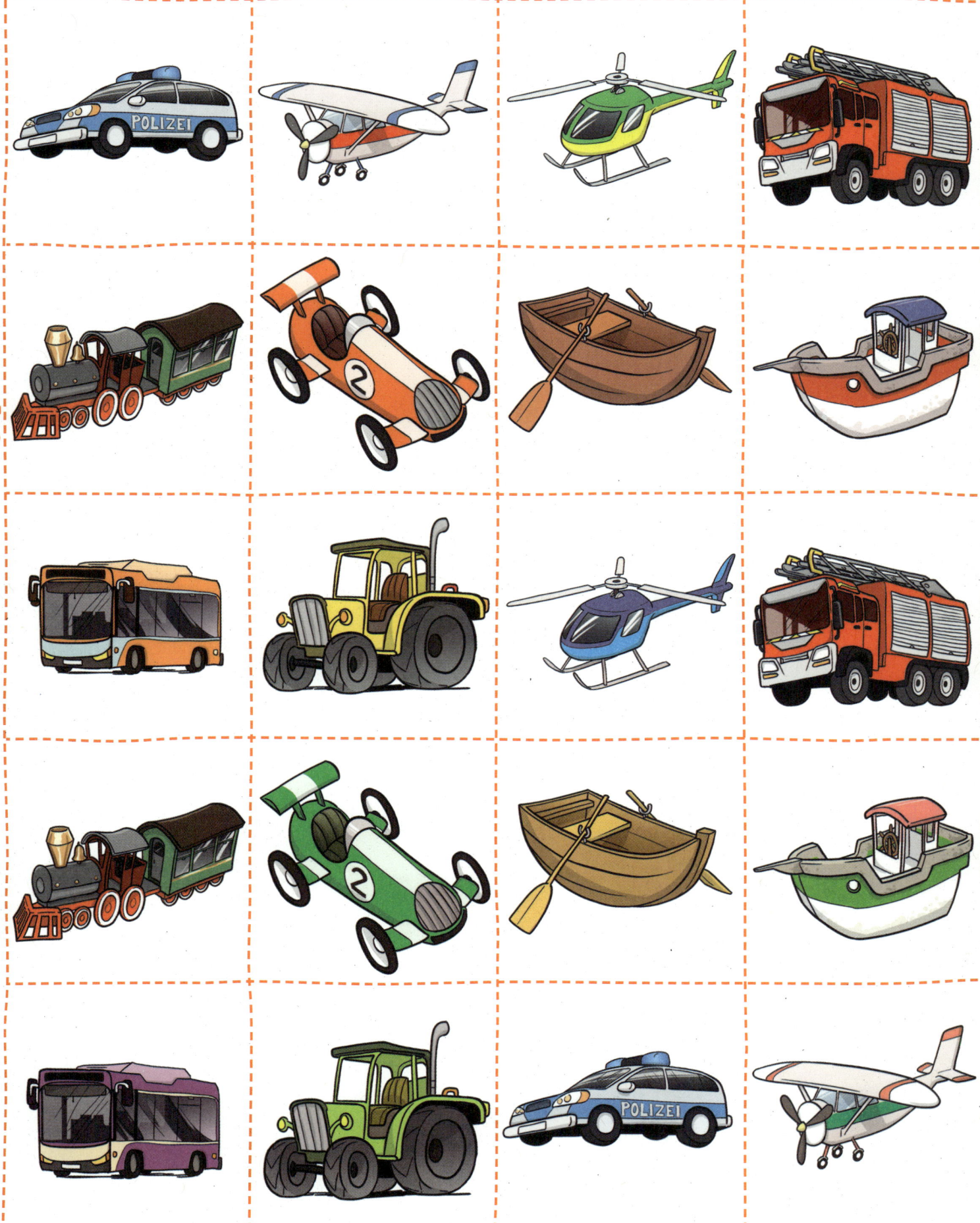

15. Lina sammelt Sandmuscheln

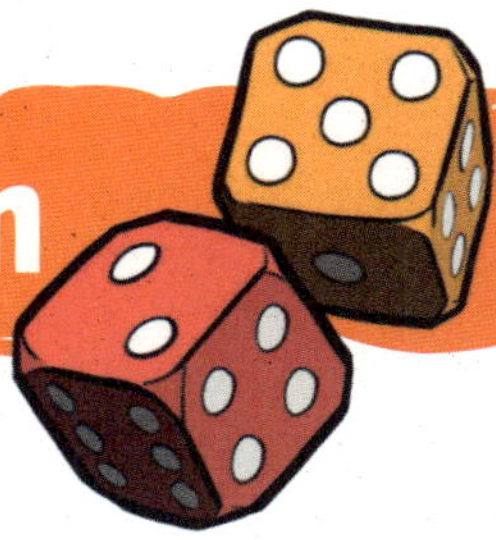

Natürlich gibt es auf der Kirmes auch so manches Geschicklichkeitsspiel. So zieht es Lina zu einem Stand, an dem man Sandmuscheln angeln kann. Hilfst du Lina dabei, Sandmuscheln zu sammeln?

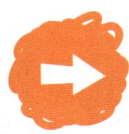 **Material:** ausgeschnittene Muscheln, 2 Strohhalme, Würfel (möglichst nur 1-3)

Anleitung Teil 1: Am besten sammelst du mit einem Mitspieler Muscheln um die Wette. Schneidet dafür zuerst alle Muscheln aus und teilt sie gleichmäßig unter euch auf.

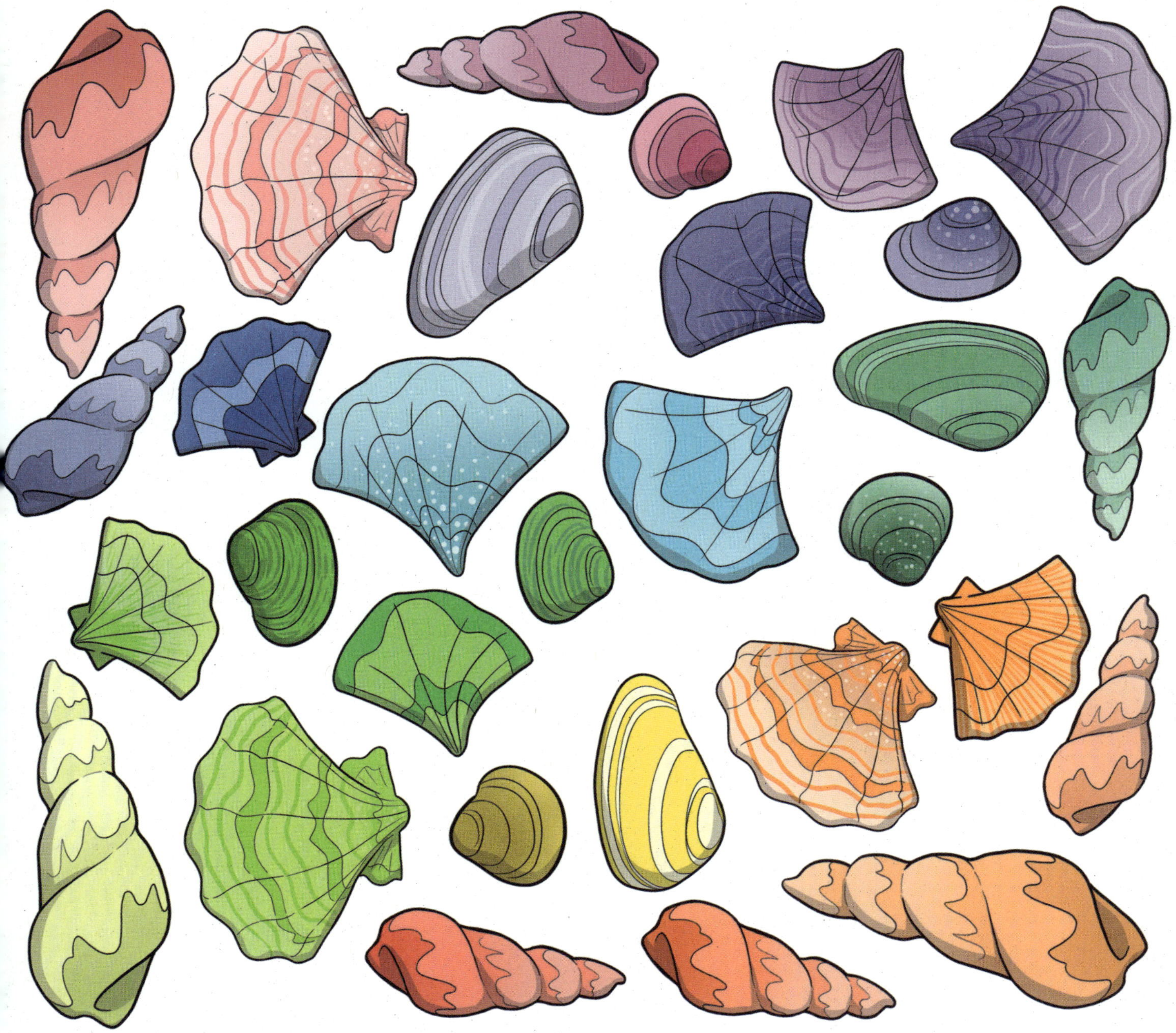

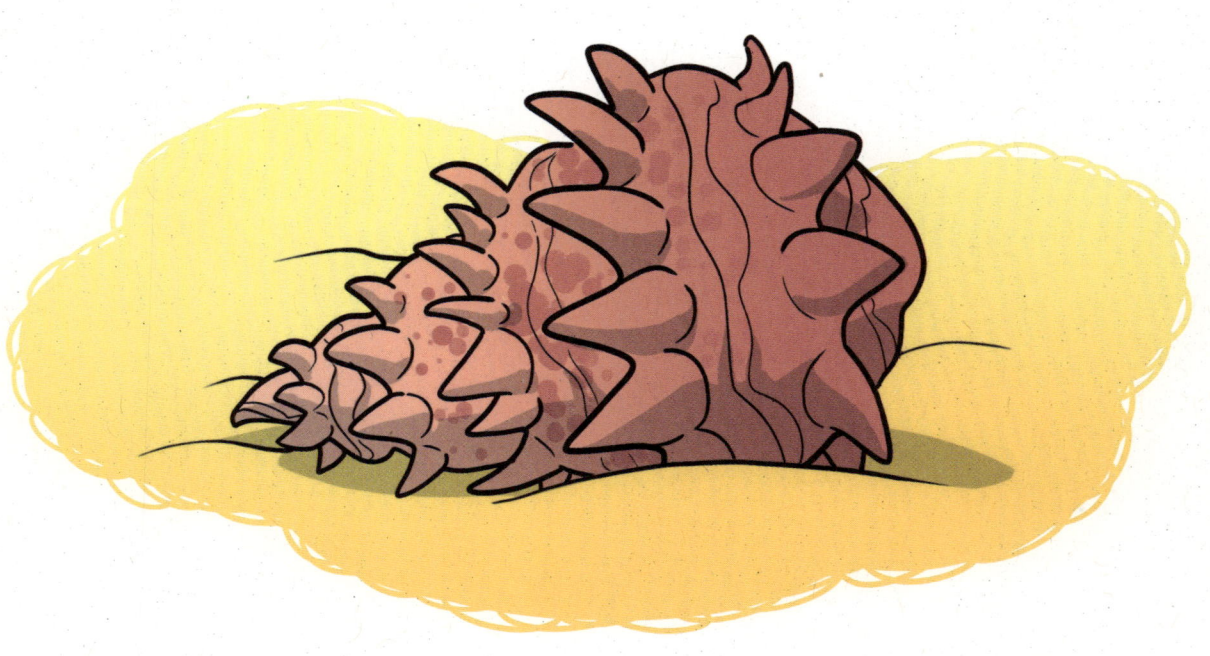

Anleitung Teil 2: Nehmt euch dann einen Würfel (wenn möglich nur mit den Zahlen 1-3) und legt los. Wenn ihr z. B. eine 2 gewürfelt habt, sagt ihr: „**Lina sammelt zwei Sandmuscheln.**"
Dann saugt ihr nacheinander zwei Sandmuscheln auf und platziert sie auf einem der zwei Handtücher. Wer als Erster alle seine Muscheln auf dem Handtuch platziert hat, gewinnt.

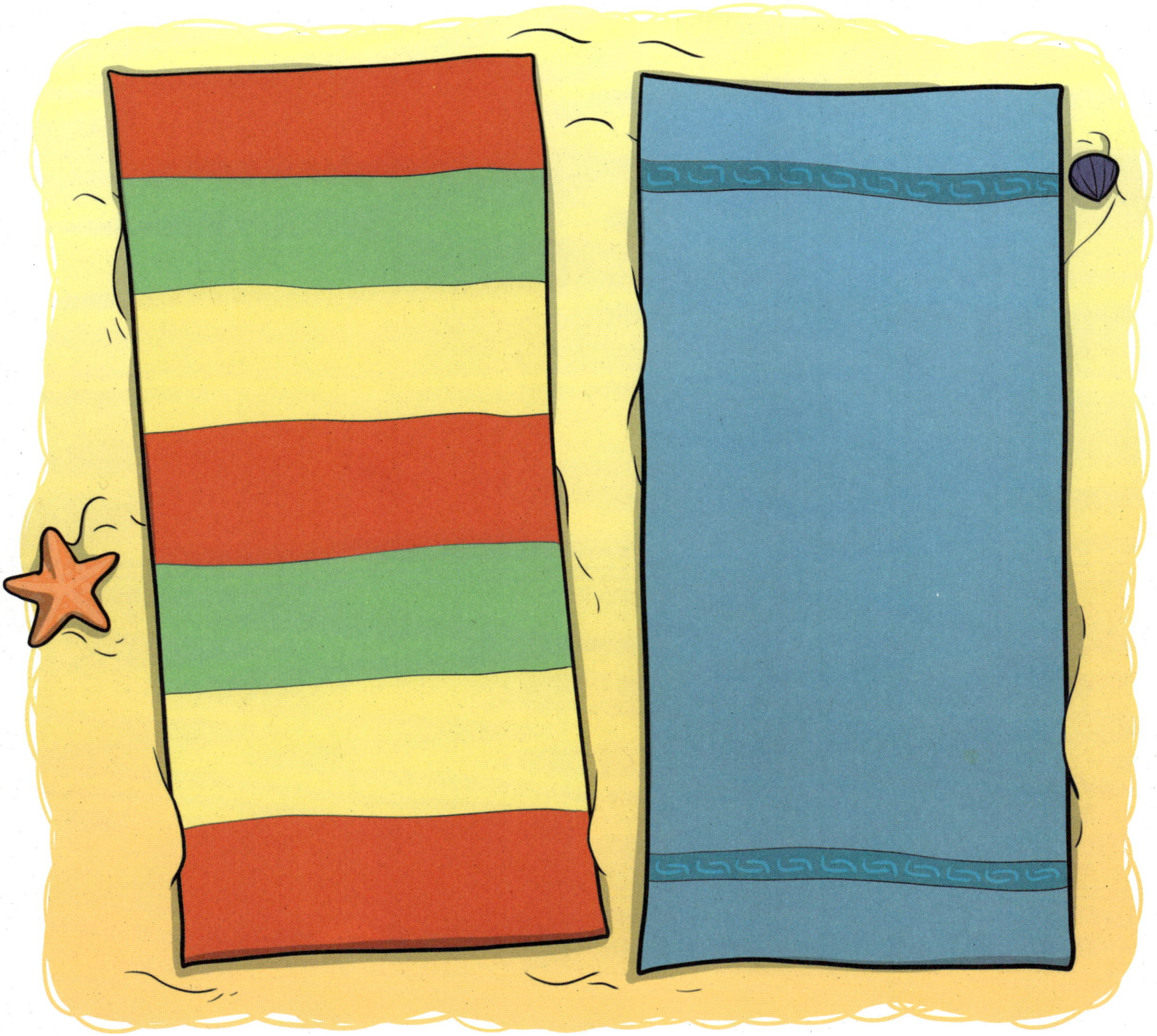

Gut gemacht! Lina hat eine hübsche Kette aus Muscheln gewonnen, die sie gleich umhängt.

An einem anderen Stand muss man unter lauter sandigen Socken diejenigen finden, die zusammengehören. Hilfst du Lina beim Sortieren?

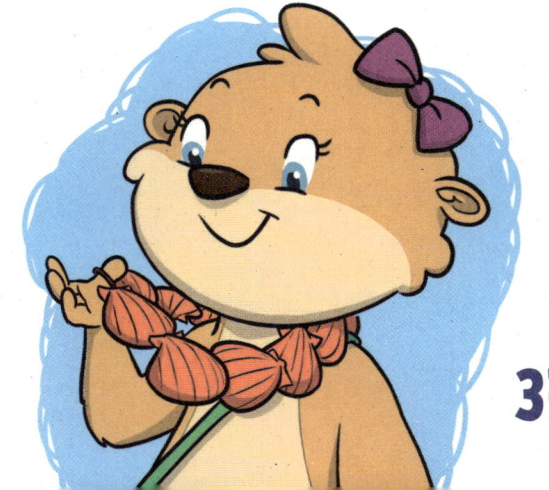

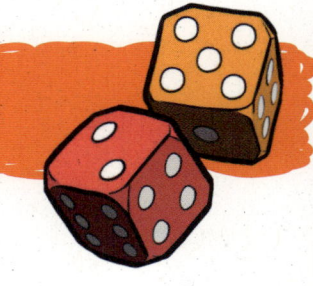

16. Sandige Socken

Material: Stifte

Anleitung: Schnapp dir ein paar Stifte und male die Socken bunt an. Doch bevor du malen darfst, musst du für jedes Paar sagen: „Lina sortiert sandige Socken" oder „Lina sortiert saubere Socken."

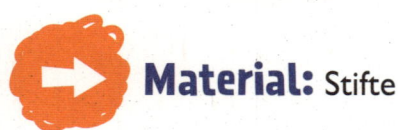

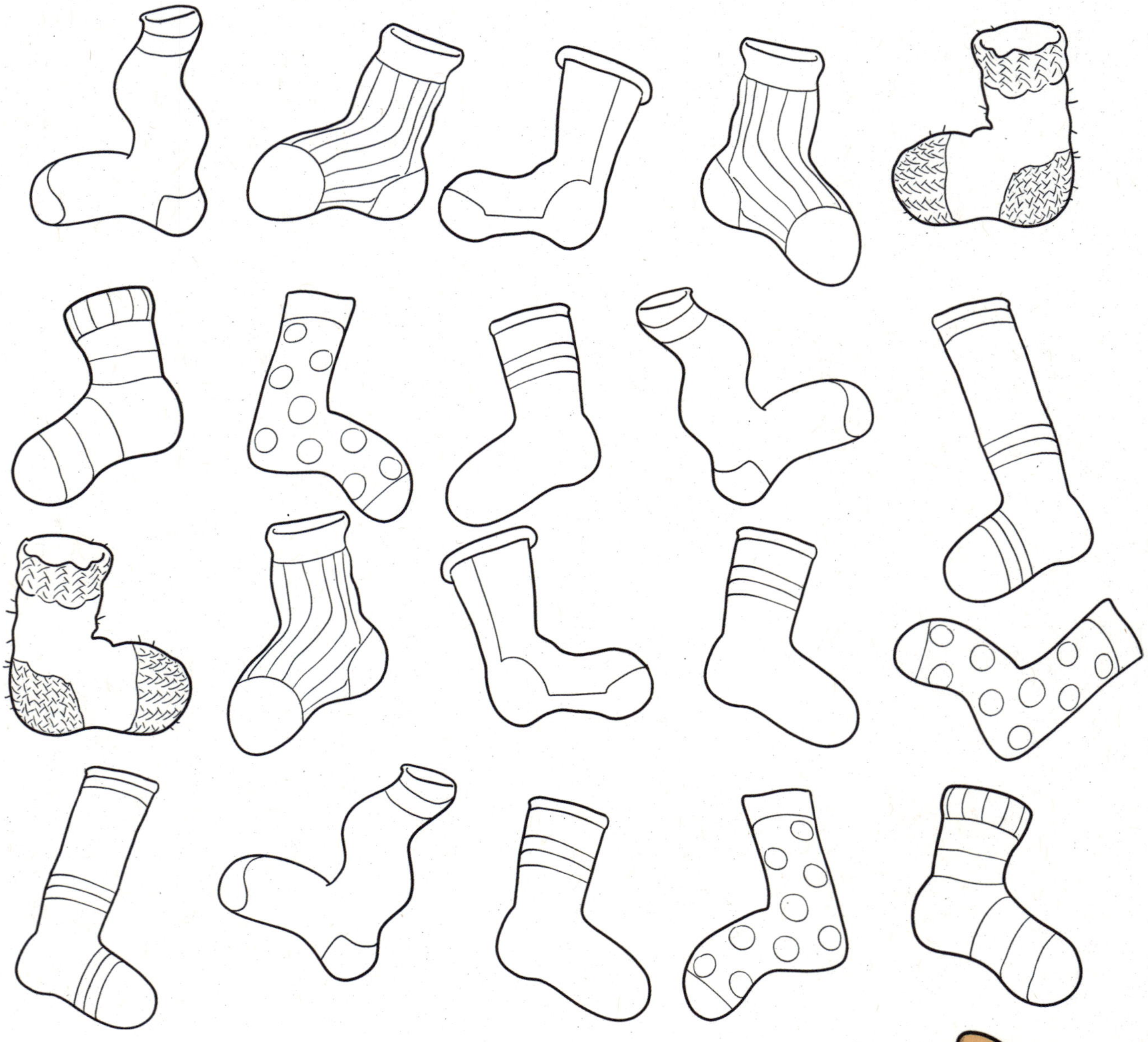

Schließlich wird es Zeit, nach Hause zu gehen. Der Weg führt Linus und Lina vorbei an einer großen Sonnenblumenwiese. Lina hält inne, um die herrlichen Blumen zu bewundern. Und sie beobachtet eine dicke Biene, die es auf eine besonders große Sonnenblume abgesehen hat.

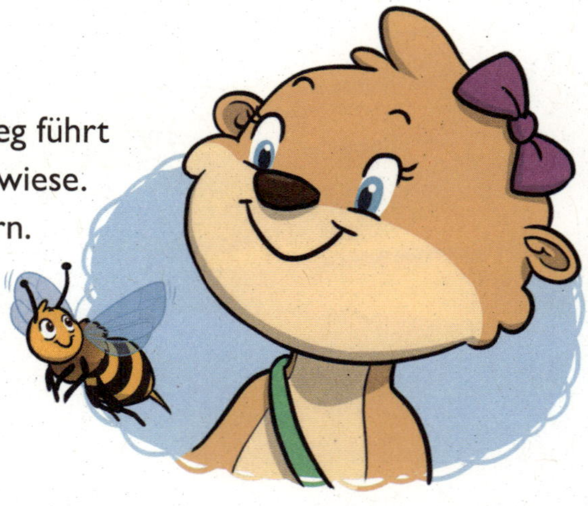

17. Sonnenblumenwiese

 **Material:** Spielfiguren, Würfel

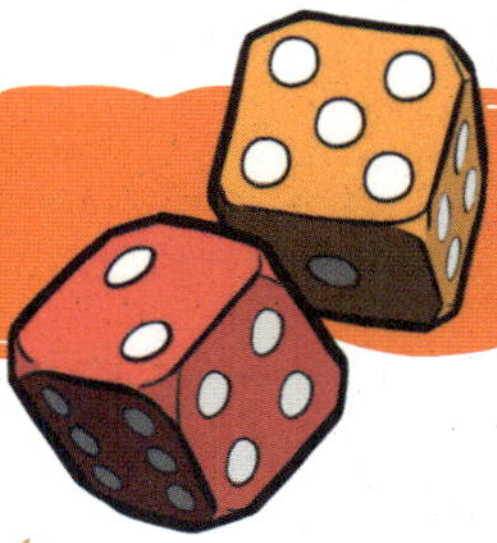

Anleitung: Für dieses Spiel suchst du dir am besten wieder einen oder mehrere Mitspieler. Stellt die Spielfiguren auf das Startfeld (Biene). Nun darf gewürfelt werden. Jedes Mal, wenn ihr dran seid, sagt ihr: **„Die Biene surrt zur Sonnenblume."** Wer als erster auf dem Feld der Sonnenblume angekommen ist, gewinnt.

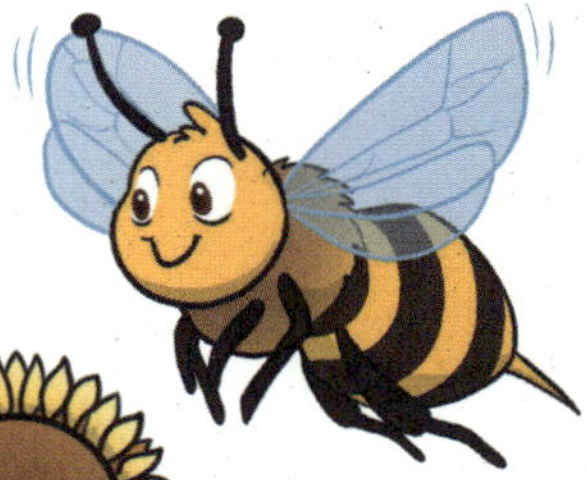

Anmerkung: Der Laut /ts/ in „zur" muss nicht korrekt artikuliert werden. Korrektives Feedback darf aber gerne angewandt werden.

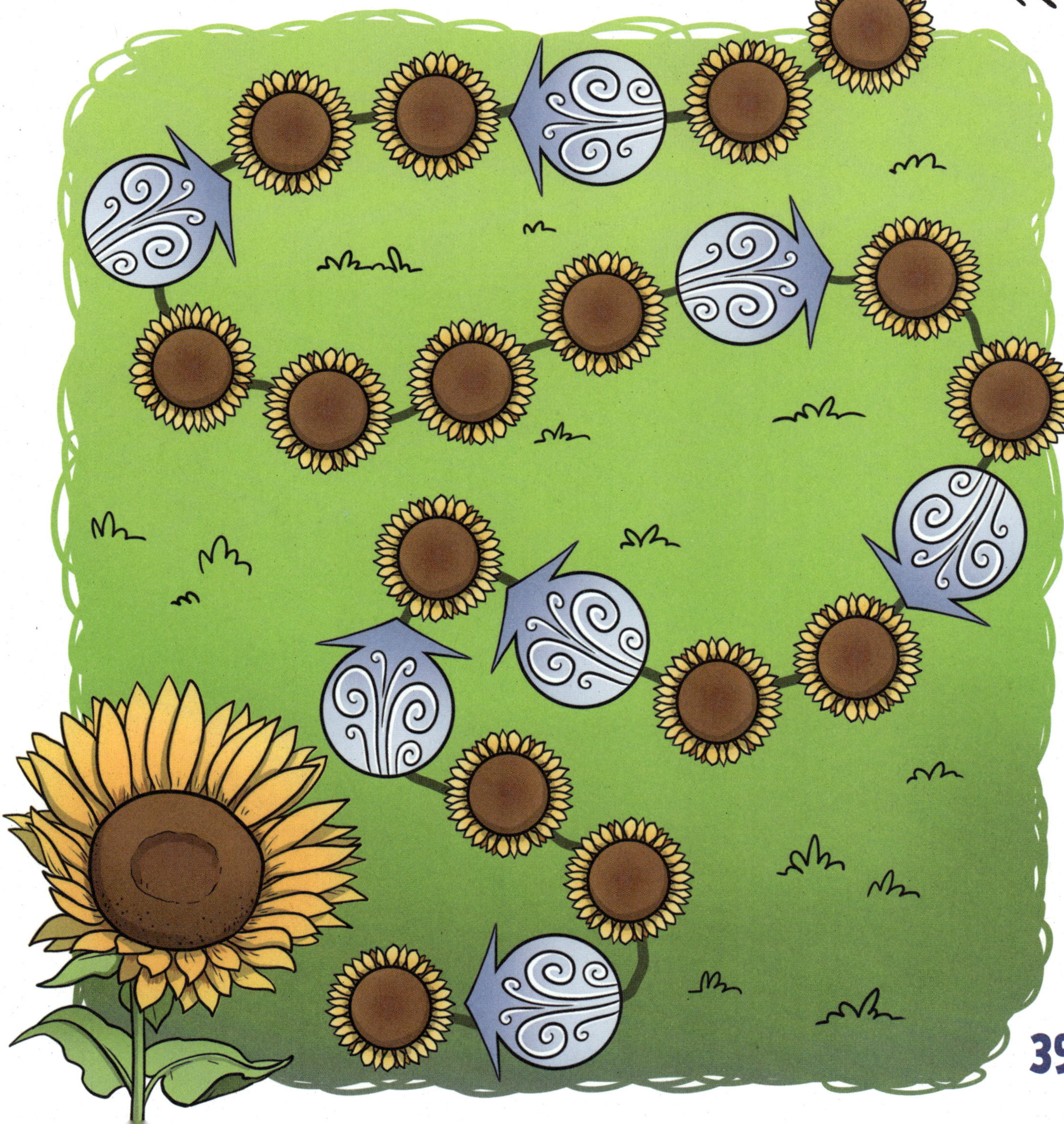

Während Lina dort am Rande des Feldes steht und dem Summen der Bienen lauscht, merkt sie, wie ihre Augen plötzlich schwer werden. „Die Kirmes war ganz schön aufregend", sagt sie. Sie gähnt. „Können wir eine kurze Pause machen?"

Bevor Linus etwas erwidern kann, lässt sich Lina auch schon auf die Wiese sinken. Kurz darauf fallen ihr die Augen zu. Und ihre Träume sind mindestens so aufregend wie der Kirmesbesuch ...

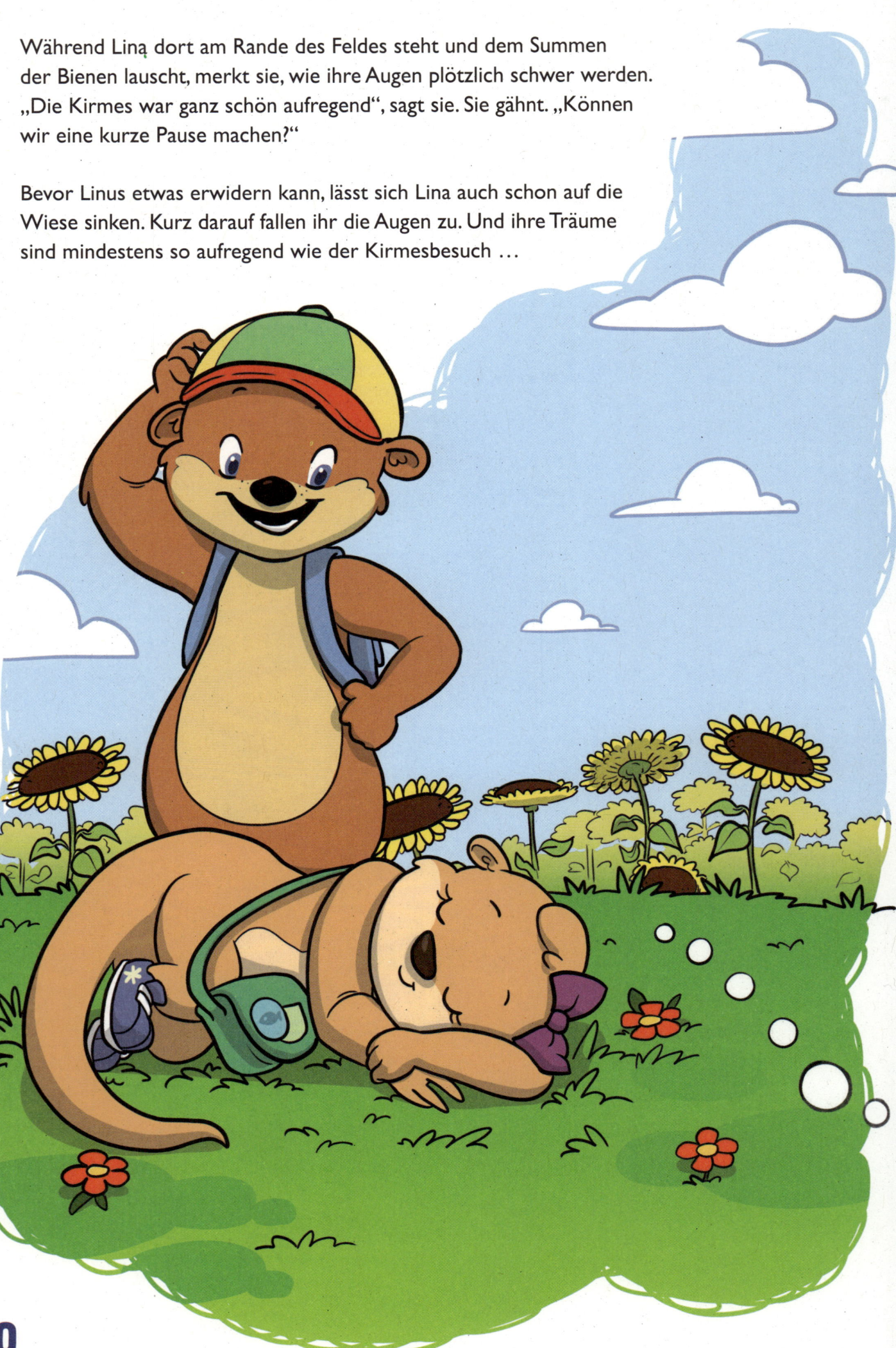

18. Lina trifft die Dinosaurier

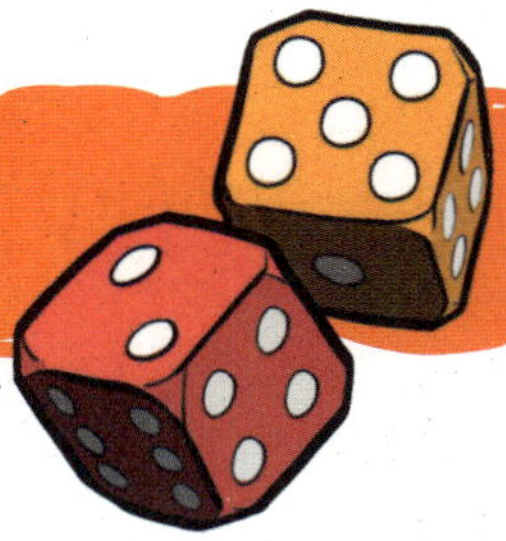

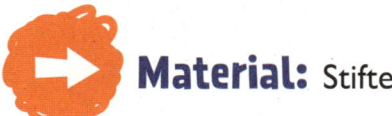

In ihrem Traum reist Lina direkt in das Land der Dinosaurier. Doch was ist das? Ein Dinosaurier sieht aus, als würde er etwas suchen und Lina beschließt, ihm dabei zu helfen.

Material: Stifte

Anleitung: Suche abwechselnd mit einem Mitspieler die Sauriereier. Wenn ihr ein Ei gefunden habt, sagt ihr: „**Der Dinosaurier sucht seine Sauriereier.**" Habt ihr den Laut **/s/** korrekt gesprochen, dann dürft ihr das Saurierei anmalen.

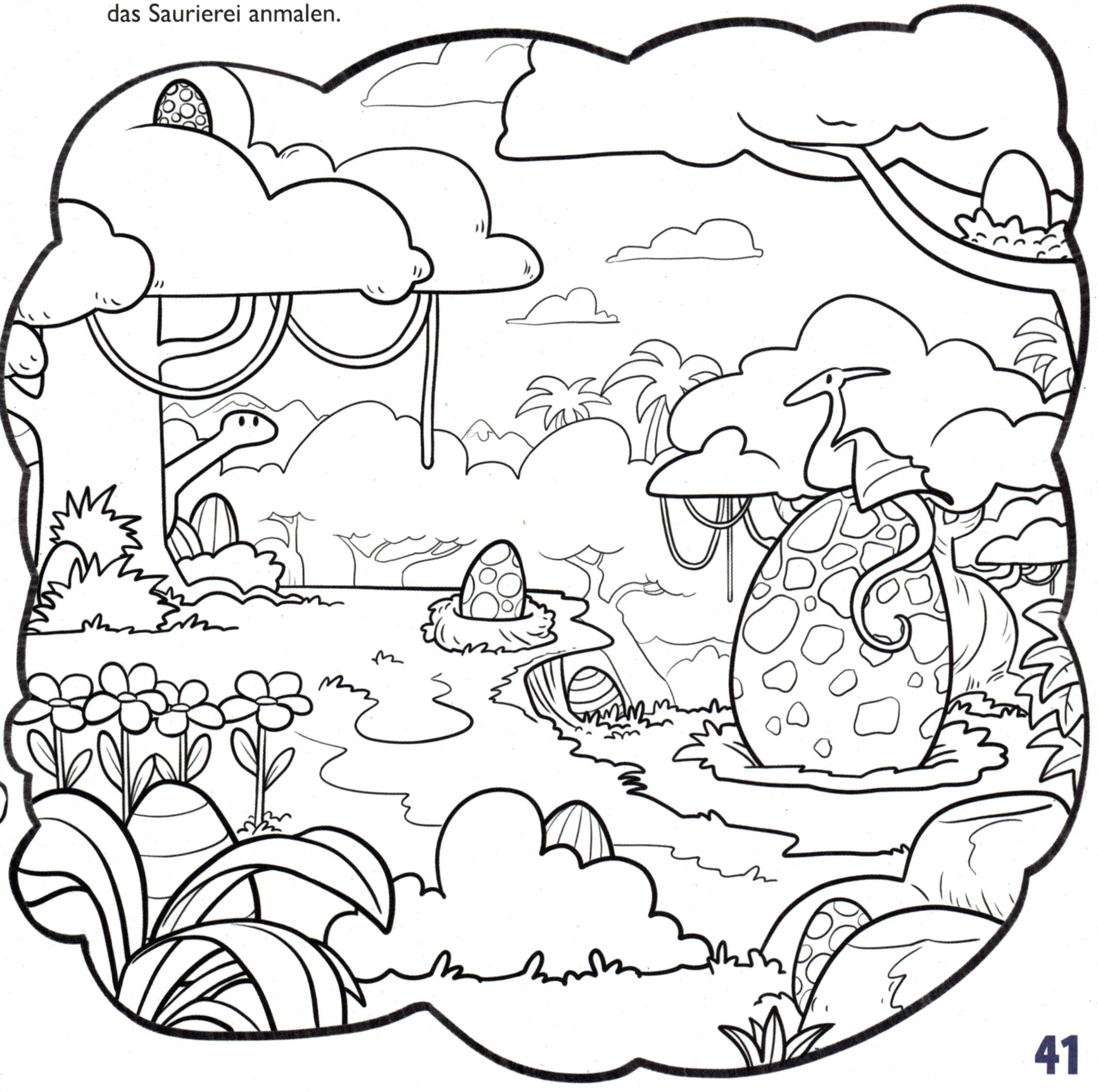

Linus zuckt mit den Schultern und beschließt, unten am Strand auf seine Schwester zu warten. Dort gibt es immer etwas zu entdecken, Treibgut zum Beispiel. Und wirklich: Schon nach wenigen Schritten entdeckt er ein Brett, das ein prima Segelboot abgibt – naja, oder zumindest ein Floß.

Ohne zu zögern zieht Linus das Brett in Richtung Wasser, um in See zu stechen. Er sieht es schon vor sich: eine einsame Insel, ein verlorener Schatz …

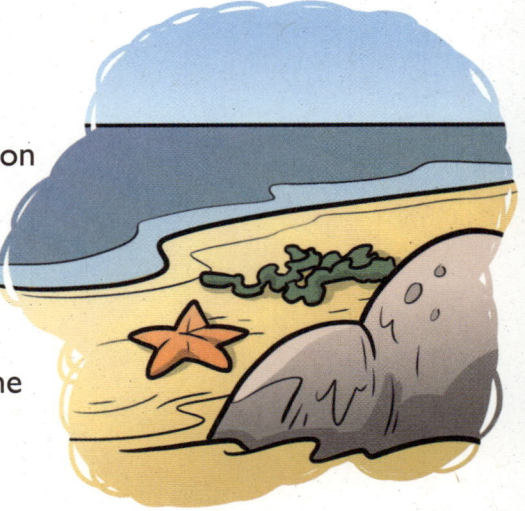

19. Linus bei den Seeräubern

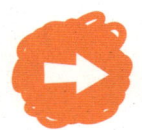 **Material:** Spielkarten mit Goldmünzen, Spielfiguren, Würfel

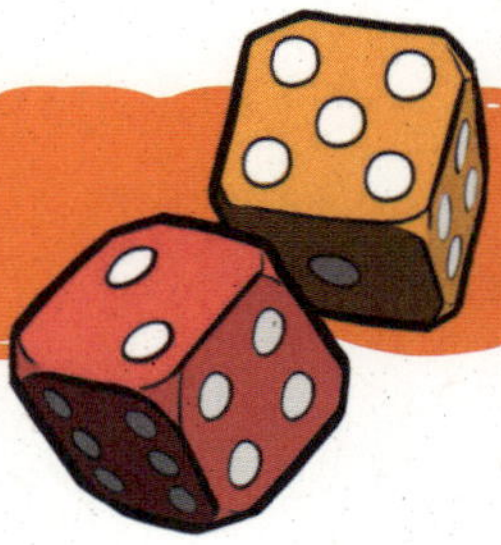

Anleitung Teil 1: Such dir einen Mitspieler, um mit Linus um die Wette zu segeln. Schneidet dafür zuerst alle Spielkarten aus.

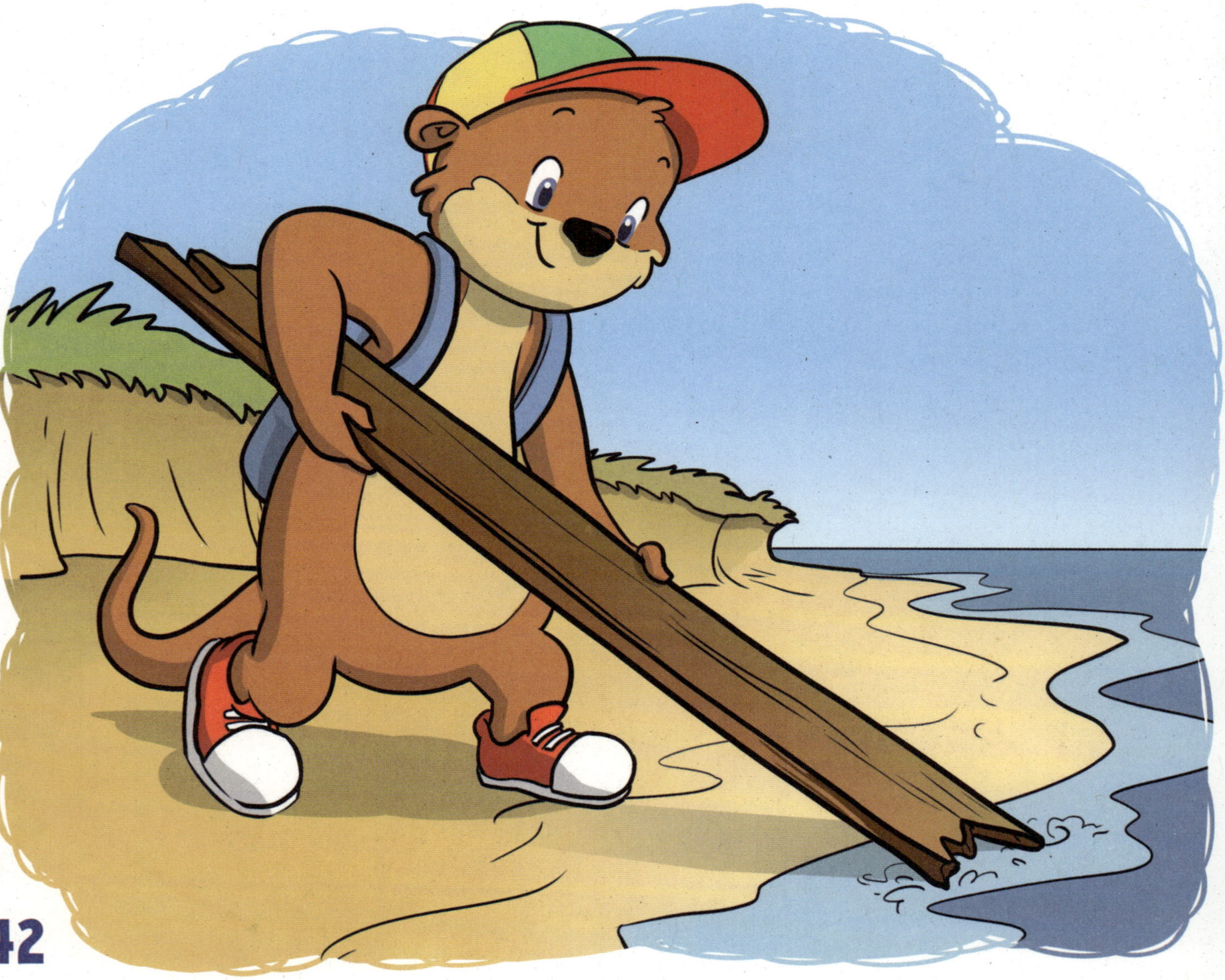

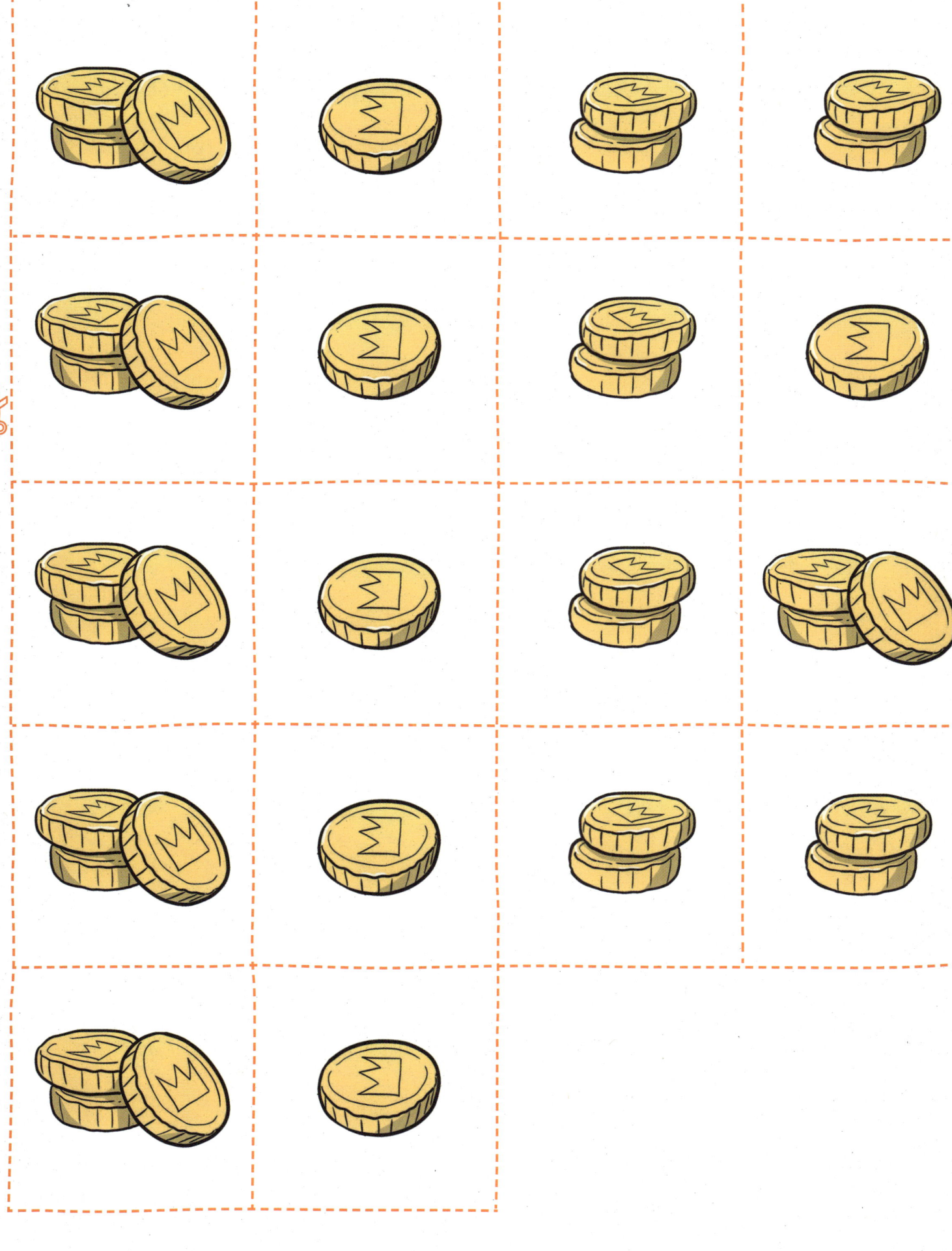

Anleitung Teil2: Stellt die Spielfiguren auf das Segelboot. Nun wird gewürfelt. Wenn ihr auf ein Feld mit einem Säbel kommt, dürft ihr eine Spielkarte ziehen und den Satz sagen: „**Linus, der Seeräuber, segelt mit seinem Segelboot zur Insel.**" Wer als erstes 20 Goldmünzen gesammelt hat, hat gewonnen.

Anmerkung: Der Laut /ts/ in „zur" muss nicht korrekt artikuliert werden. Korrektives Feedback darf aber gerne angewandt werden.

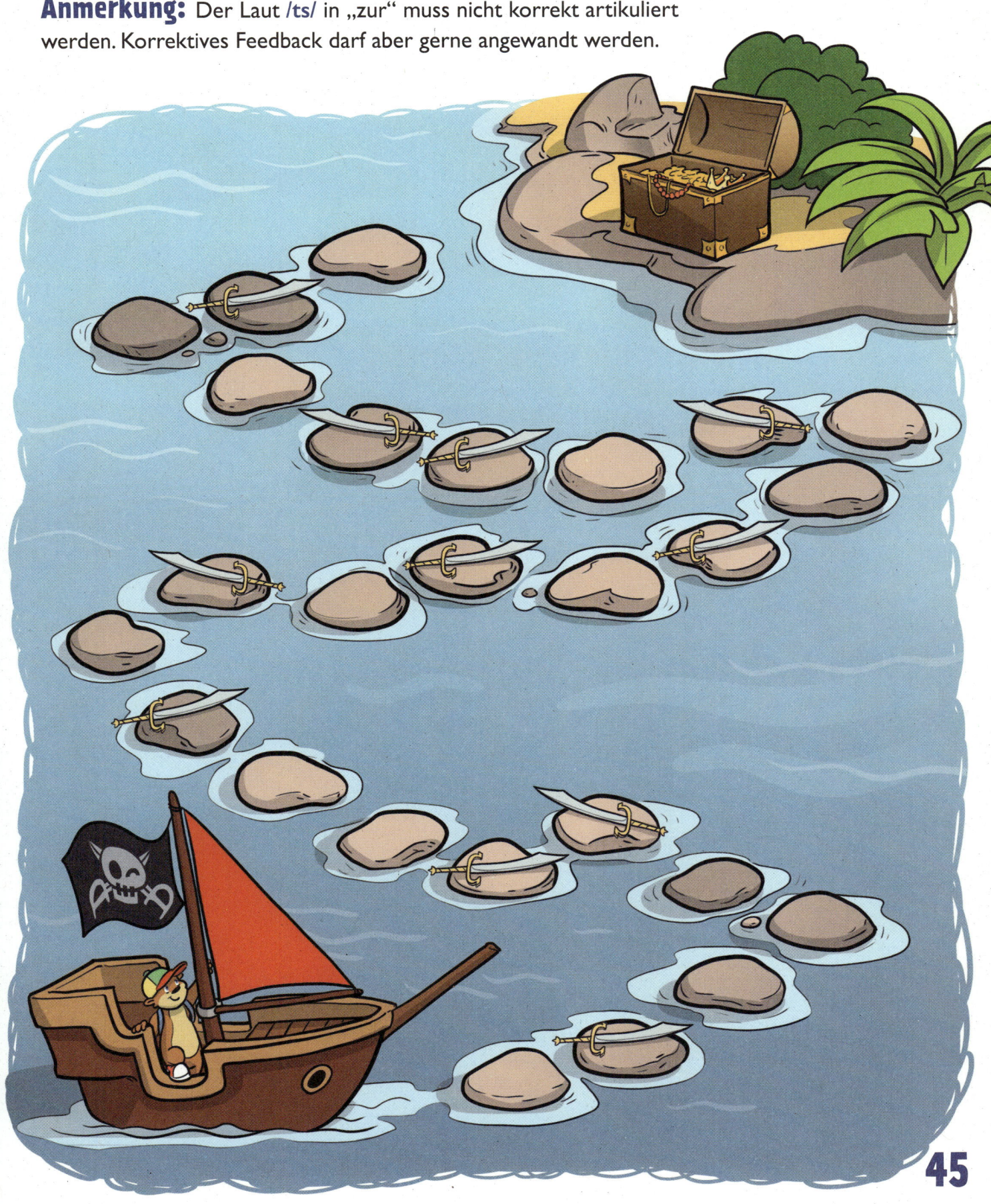

Allzu weit ist Linus allerdings nicht gekommen, als vom Strand
her eine vertraute Stimme ertönt: „Willst du etwa ohne Proviant
in See stechen, Leichtmatrose?"

Linus schaut sich um und entdeckt Susi Spitzmaus, die am Strand
steht und ihm zuwinkt. Mit Mühe und Not gelingt es ihm, dass
störrische Brett zu wenden und er paddelt schnell zurück ans Ufer.
Dort angekommen lässt er sich neben Susi in den Sand fallen.

„Susi! Was für eine Überraschung!
Was machst du denn hier?", fragt er.
Susi Spitzmaus ist eine gute Freundin
von Linus und Lina, die eigentlich auch
am Kleinen See wohnt.

„Ich besuche meine Tante", erzählt Susi.
„Sie lebt hier in der Nähe und hat mir
erzählt, dass eure Großeltern auch hier
wohnen. Also dachte ich mir, ich halte
mal Ausschau nach euch!"
Sie kramt in ihrer Tasche und holt eine
Dose Kekse hervor. „Hast du Hunger?"
„Immer!", sagt Linus grinsend.
„Du kennst mich doch!"

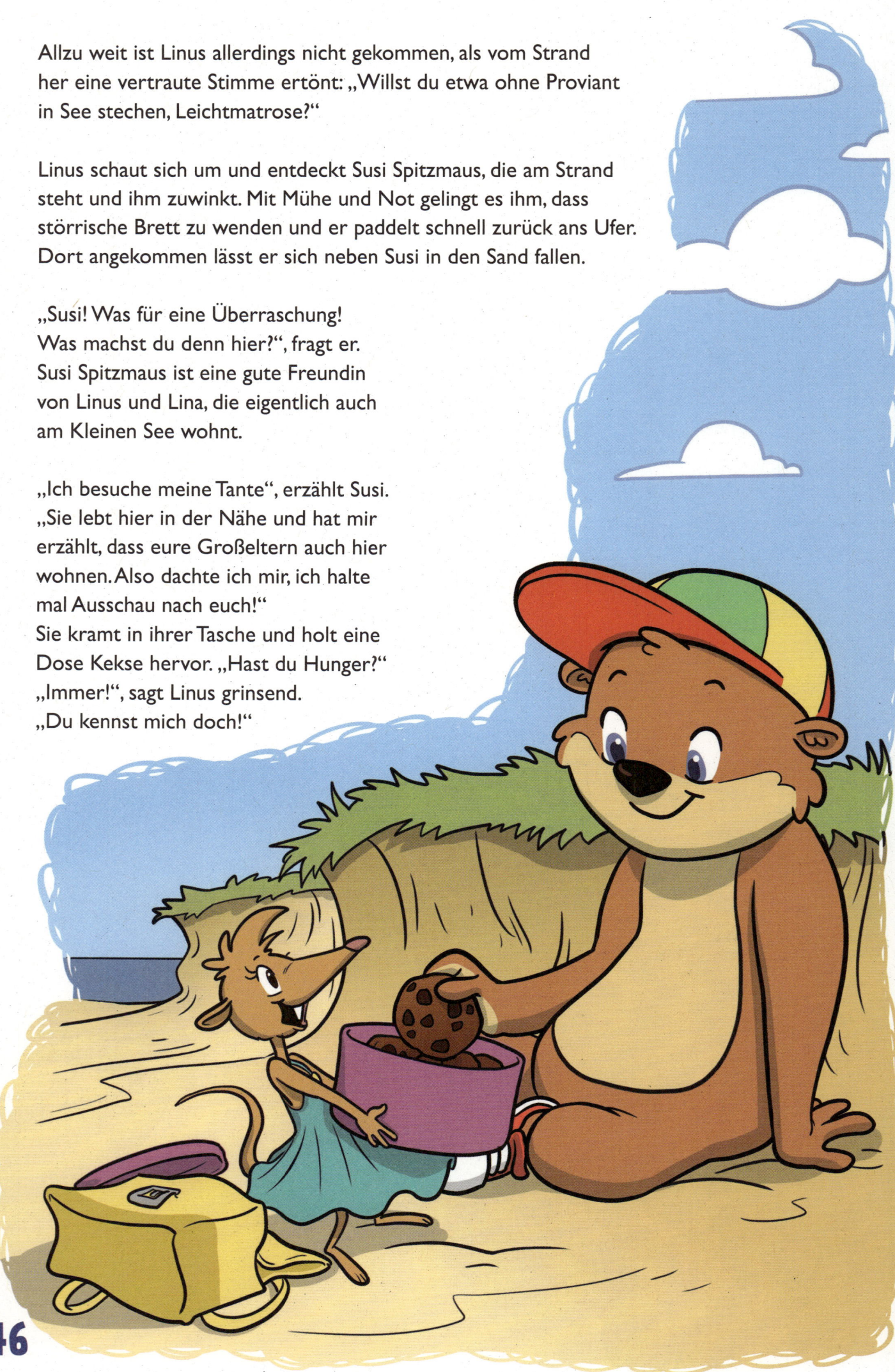

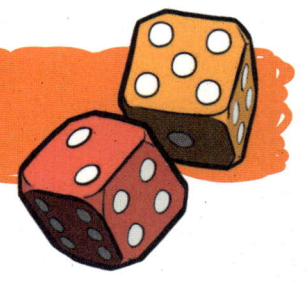

20. Spitzmaus Susi

 **Material:** Stifte, Würfel

Anleitung: Hier kannst du zusammen mit einem Mitspieler um die Wette knuspern. Nehmt euch dafür einen Würfel und malt so viele Kekse an, wie der Würfel Augen hat. Dabei sagt ihr jedes Mal, wenn ihr dran seid, den Satz: „Linus und die Spitzmaus Susi essen gerne supersüße Kekse."

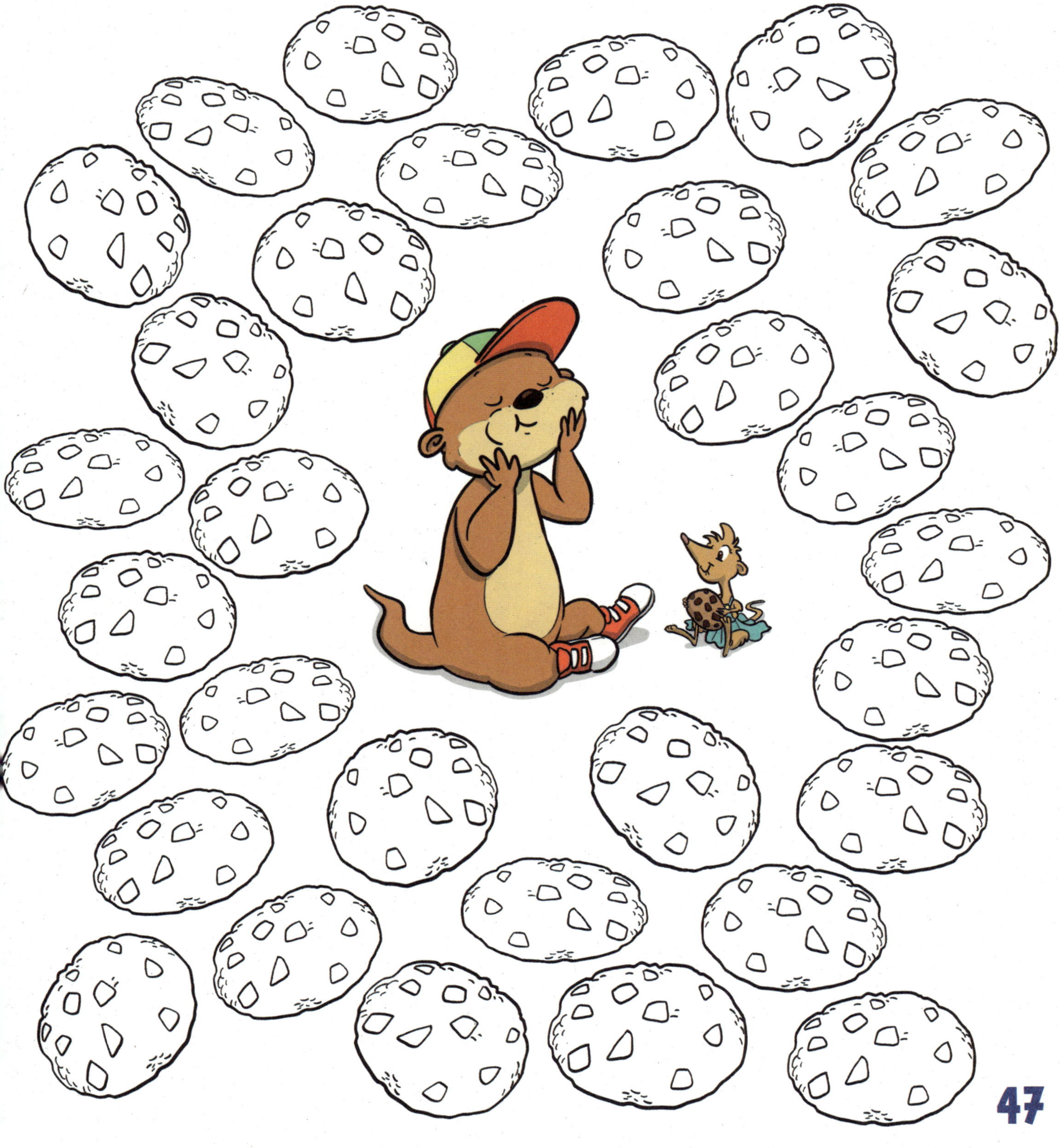

Die beiden mümmeln noch immer Kekse, als hinter ihnen schlurfende Schritte ertönen.

„Susi", fragt Lina. „Bist du das?"

„Hallo Lina!", sagt Susi. „Ja, ich bin's! Ich besuche meine Tante, die auch hier am Meer wohnt. Setz dich doch zu uns. Ein paar Kekse hab ich noch!"

Lina schüttelt den Kopf und kramt in ihrem Rucksack.

„Hm, nö. Ich möchte lieber ein Kaubonbon oder sowas."

„Damit kann ich leider nicht dienen", antwortet Susi.

Lina lässt den Blick über den Strand wandern, bis sie etwas entdeckt, das wie ein Stück altes Segel aussieht. Ein bisschen so wie ihr Gespensterkostüm gestern …

„Das ist es!", ruft Lina. „Ich weiß, wie wir an Süßigkeiten kommen! Wir spielen Halloween!"

„Und wie soll das gehen?", fragt Linus.

„Das ist doch im Herbst …"

„Ist doch egal", sagt Lina. „Hier gibt es genug Sachen zum Verkleiden. Bei Opa hat gestern das Laken ja schon gereicht."

„Na schön", sagt Linus. „Auf einen Versuch kommt es an."

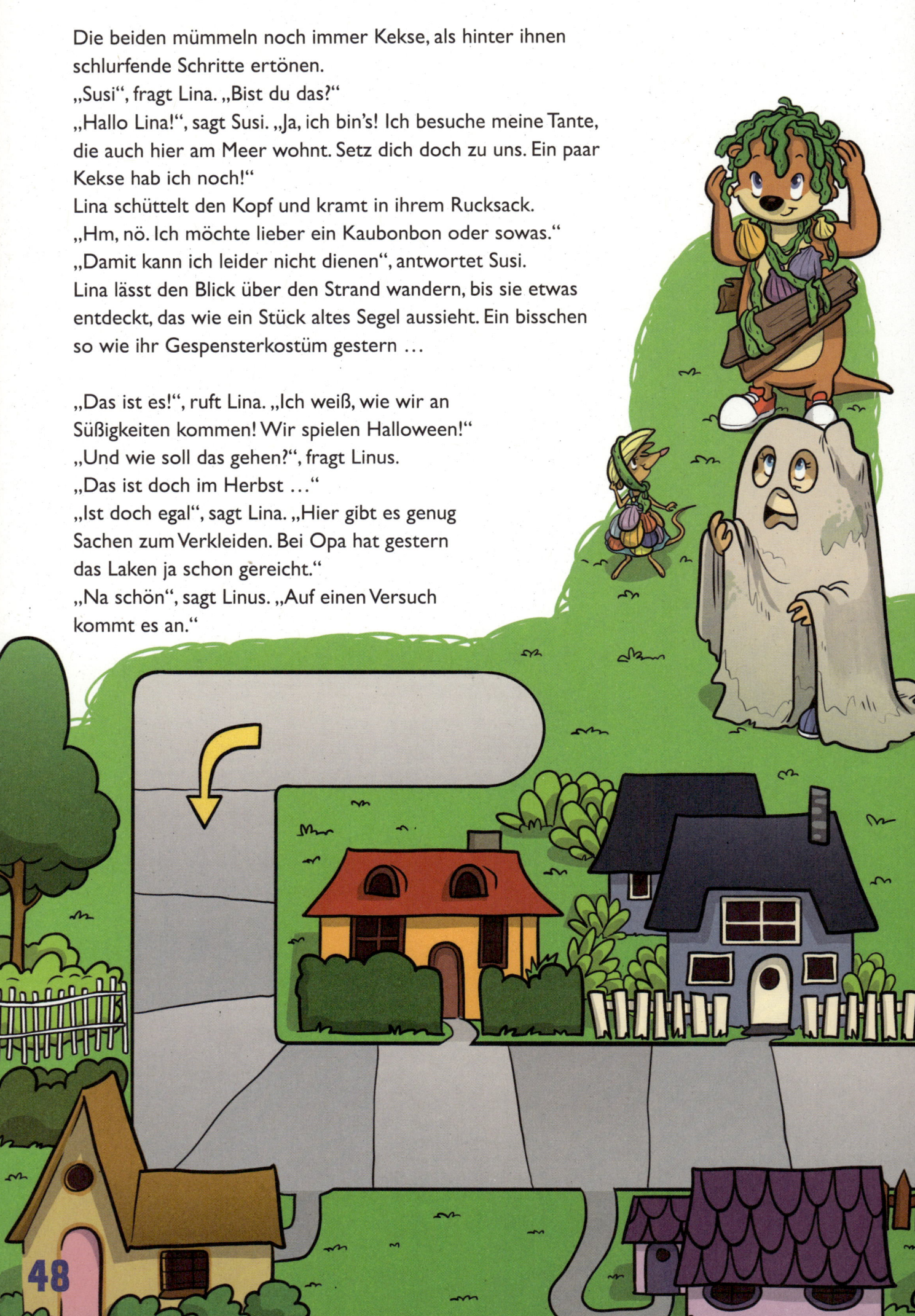

21. Linus an Halloween

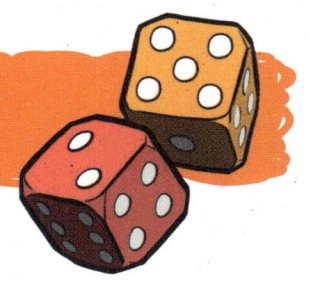

Linus, Lina und Susi basteln sich ein paar schaurige Kostüme aus Treibgut, Algen und allem, was sie sonst noch am Strand finden können.

Material: Spielfiguren, Würfel

Anleitung: Begleite die beiden mit einem Mitspieler auf ihrem Streifzug. Stellt eure Spielfiguren auf Linus und Lina. Jetzt dürft ihr würfeln. Jedes Mal, wenn ihr dran seid, sagt ihr: „Süßes oder saures!"

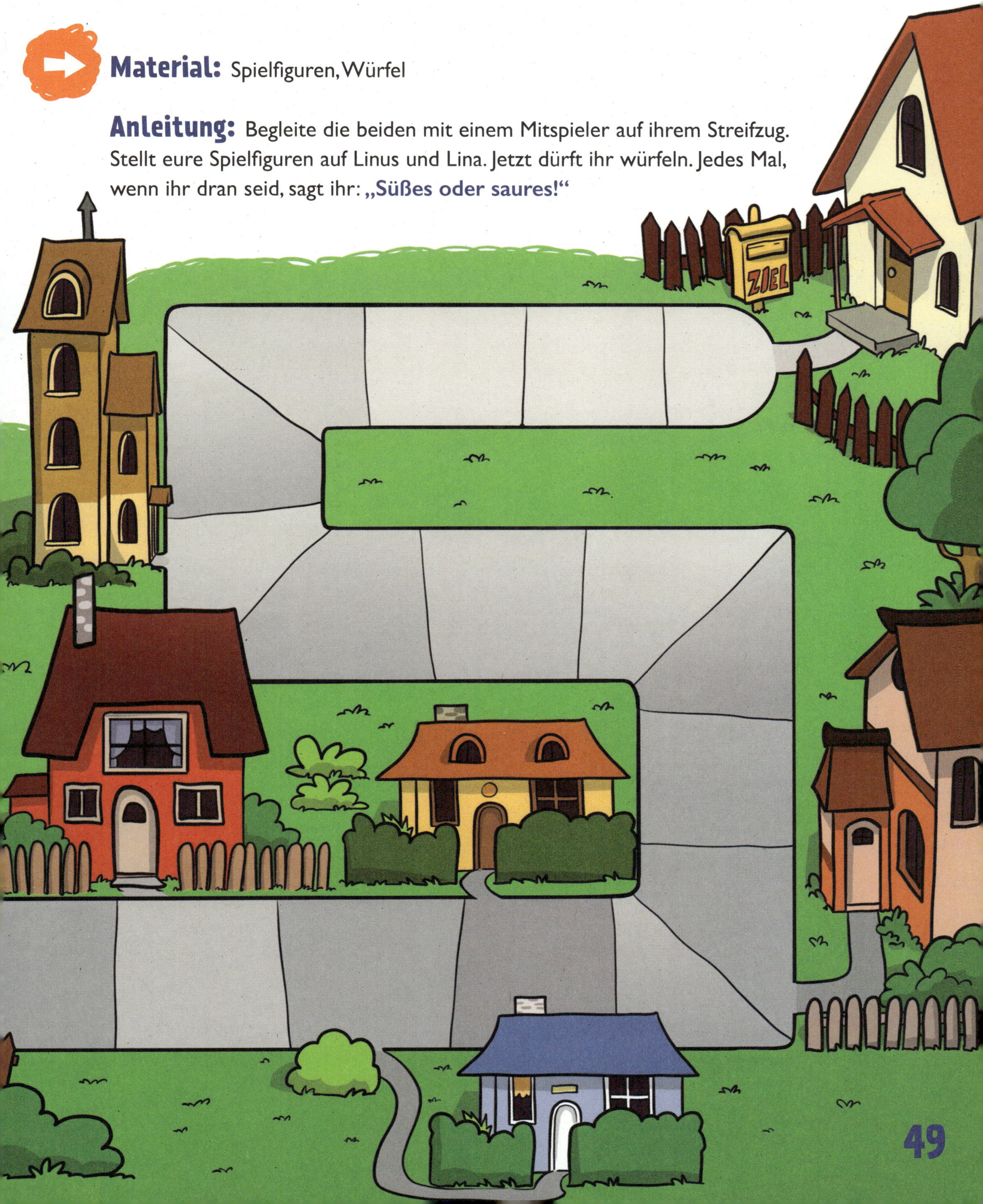

ZIEL

So vergeht der Nachmittag. Als die Sonne schon langsam hinter dem Horizont verschwindet, haben Linus, Lina und Susi die Taschen voller Süßigkeiten. Sie sind gerade dabei, ihre Beute unter sich aufzuteilen, als Linus aufs Meer deutet. „Ist das da ein Boot?", fragt er.

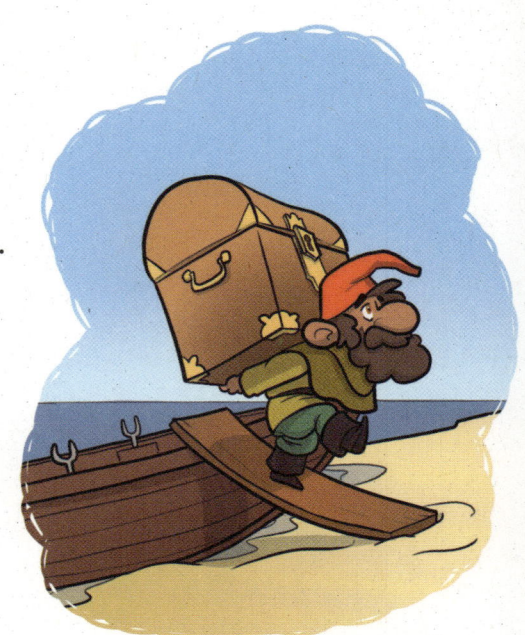

Lina und Susi drehen sich ebenfalls um und sehen, wie ein Stück weiter den Strand entlang tatsächlich ein Boot anlegt. Neugierig beobachten sie, wie eine kleine Gestalt eine sehr große Kiste aus dem Boot hievt und diese durch das Sonnenblumenfeld in den Wald zieht.

22. Zwerg Felix

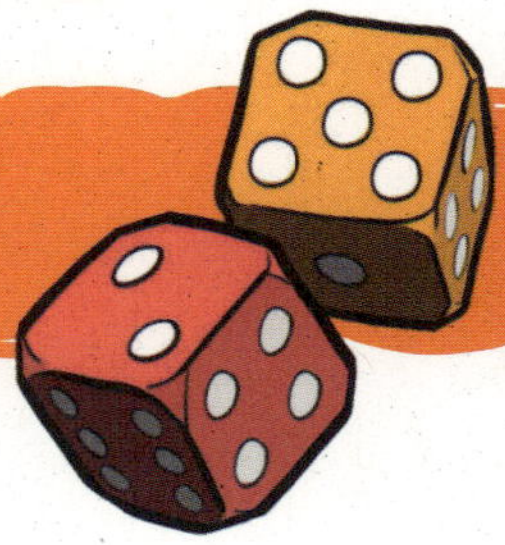

Leider hat die riesige Schatzkiste von Zwerg Felix im Boden ein Loch. Deshalb hat er auf dem Weg zu seinem zu Hause alle Gegenstände verloren. Linus, Lina und Susi bieten ihm ihre Hilfe dabei an, die Gegenstände wieder einzusammeln. Machst du mit?

Material: Spielfiguren, Würfel, Karten

Anleitung Teil 1: Schnapp dir einen Mitspieler, mit dem du zusammen auf Schatzsuche gehst. Schneidet als erstes alle Spielkarten aus.

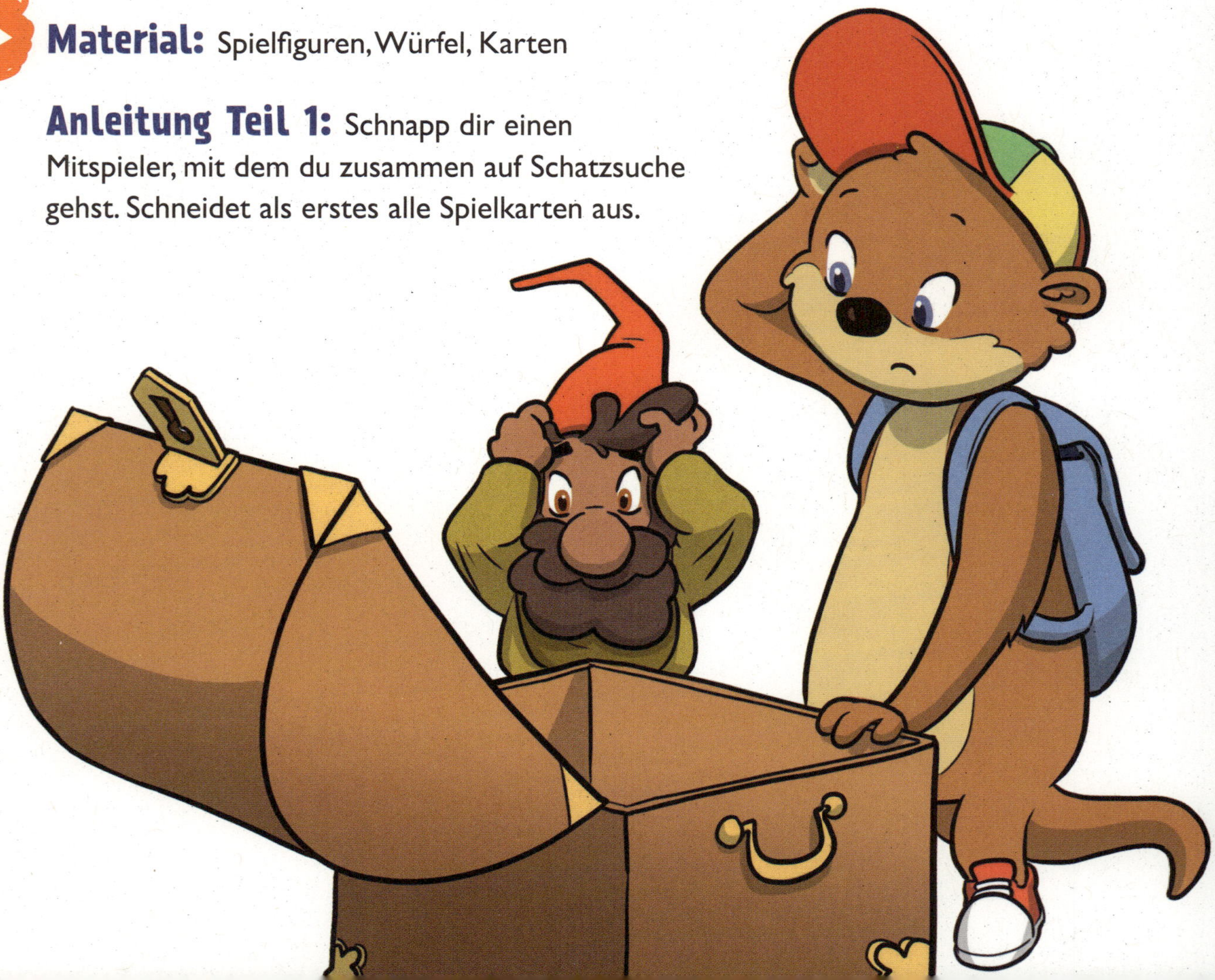

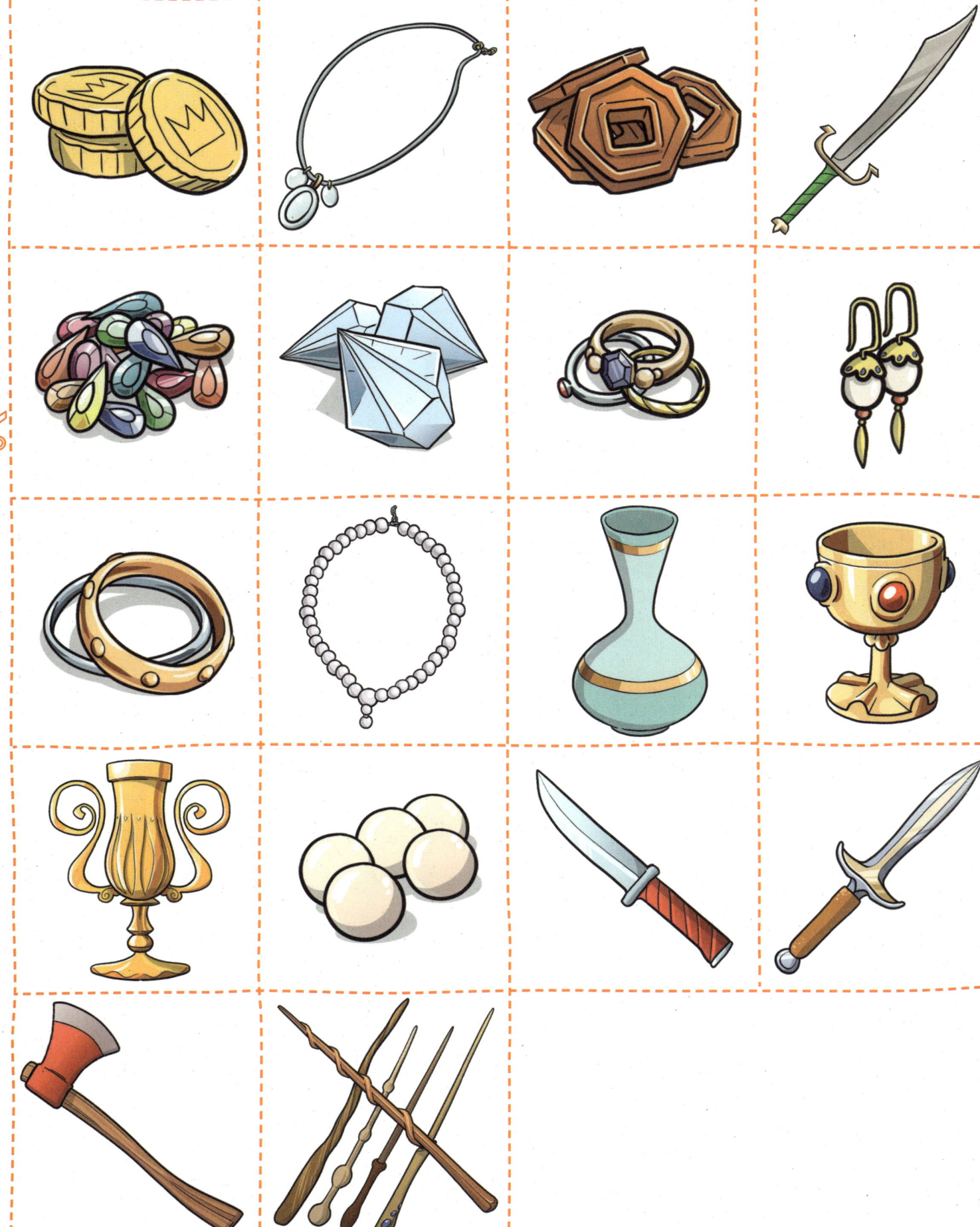

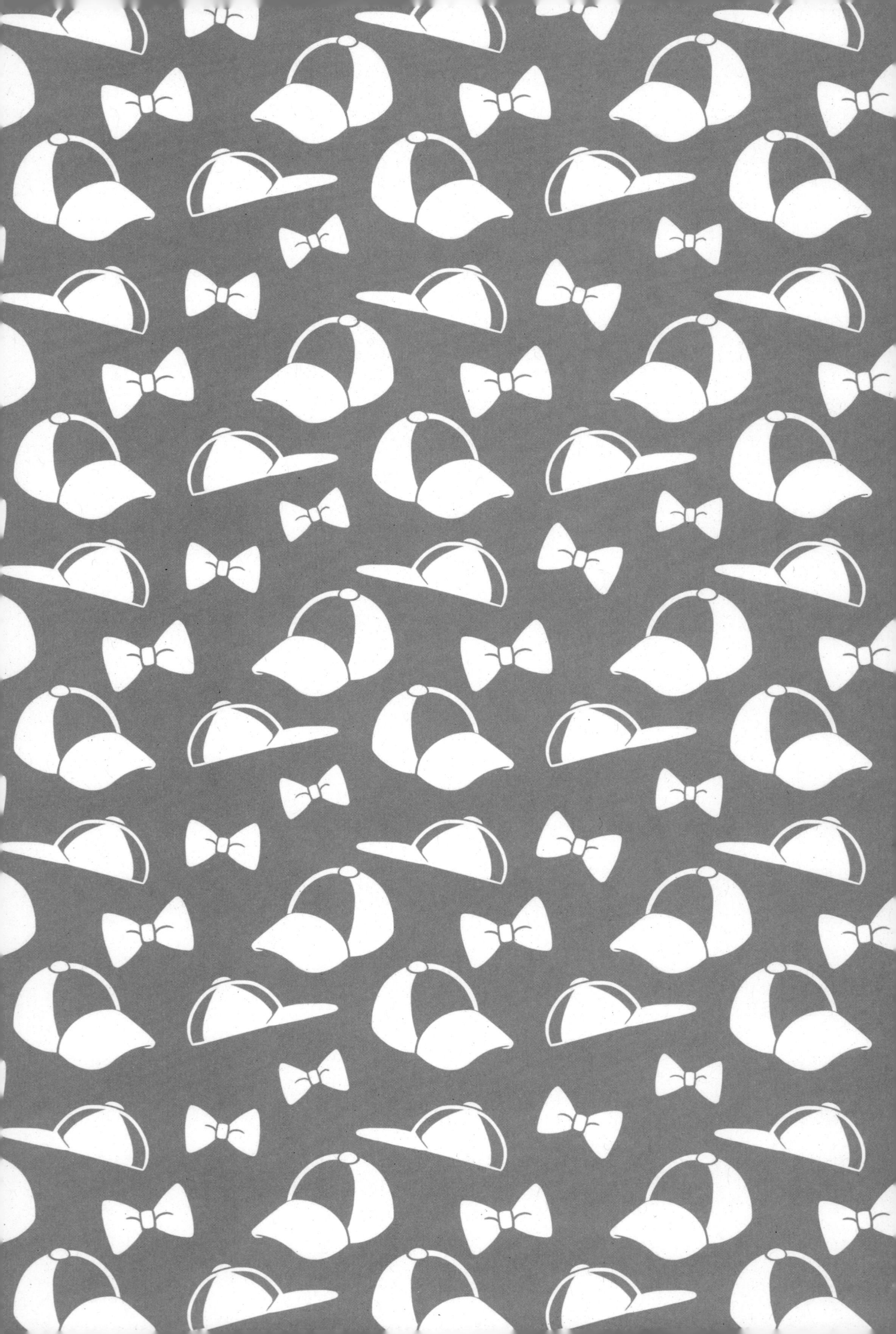

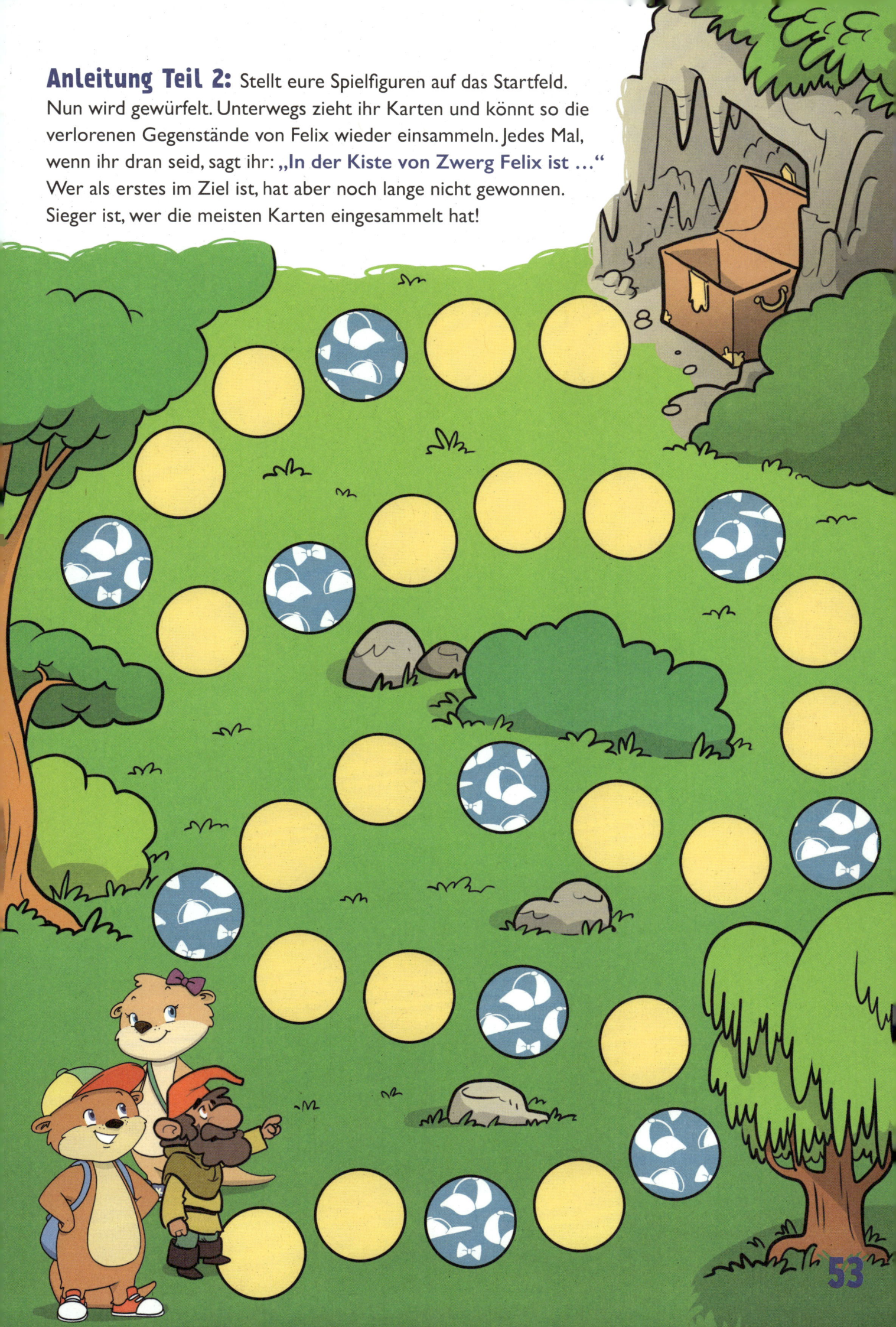

Anleitung Teil 2: Stellt eure Spielfiguren auf das Startfeld. Nun wird gewürfelt. Unterwegs zieht ihr Karten und könnt so die verlorenen Gegenstände von Felix wieder einsammeln. Jedes Mal, wenn ihr dran seid, sagt ihr: „In der Kiste von Zwerg Felix ist ..." Wer als erstes im Ziel ist, hat aber noch lange nicht gewonnen. Sieger ist, wer die meisten Karten eingesammelt hat!

Nachdem alle Gegenstände wieder in die Schatzkiste gewandert sind, ist es jedoch ganz schön spät geworden. Linus und Lina verabschieden sich für heute von Susi und verabreden, sich am nächsten Tag wieder zu treffen. Dann machen sie sich auf den Heimweg.

Im kleinen Häuschen am Meer bereitet Oma schon das Abendessen vor. Linus und Lina wollen wieder helfen. Doch sie sind so sandig, dass Oma sie erst einmal ins Bad scheucht. Bis es Zeit fürs Abendessen ist, spielen Linus und Lina dann noch eine Runde ‚Ich sehe was, was du nicht siehst'.

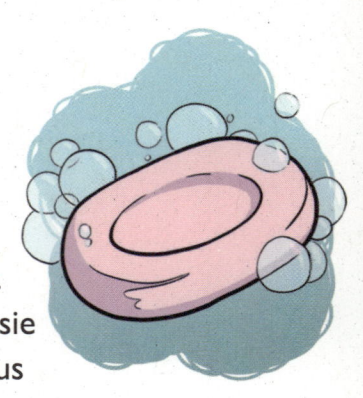

23. Ich sehe was, was du ...

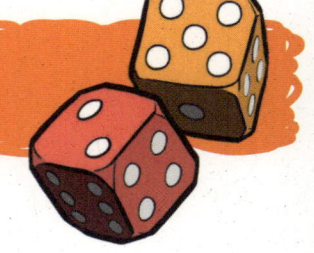

 **Material:** Spiele mit deinen Eltern „Ich sehe was, was du nicht siehst".

Anleitung: Ihr könnt die Aussicht von Linus und Linas Fenster benutzen oder ihr seht aus eurem Kinderzimmerfenster, Küchenfenster oder vom Balkon. Hier gibt es keinen Gewinner oder Verlierer.

Anmerkung: ca. 10 Begriffe sollten versprachlicht werden

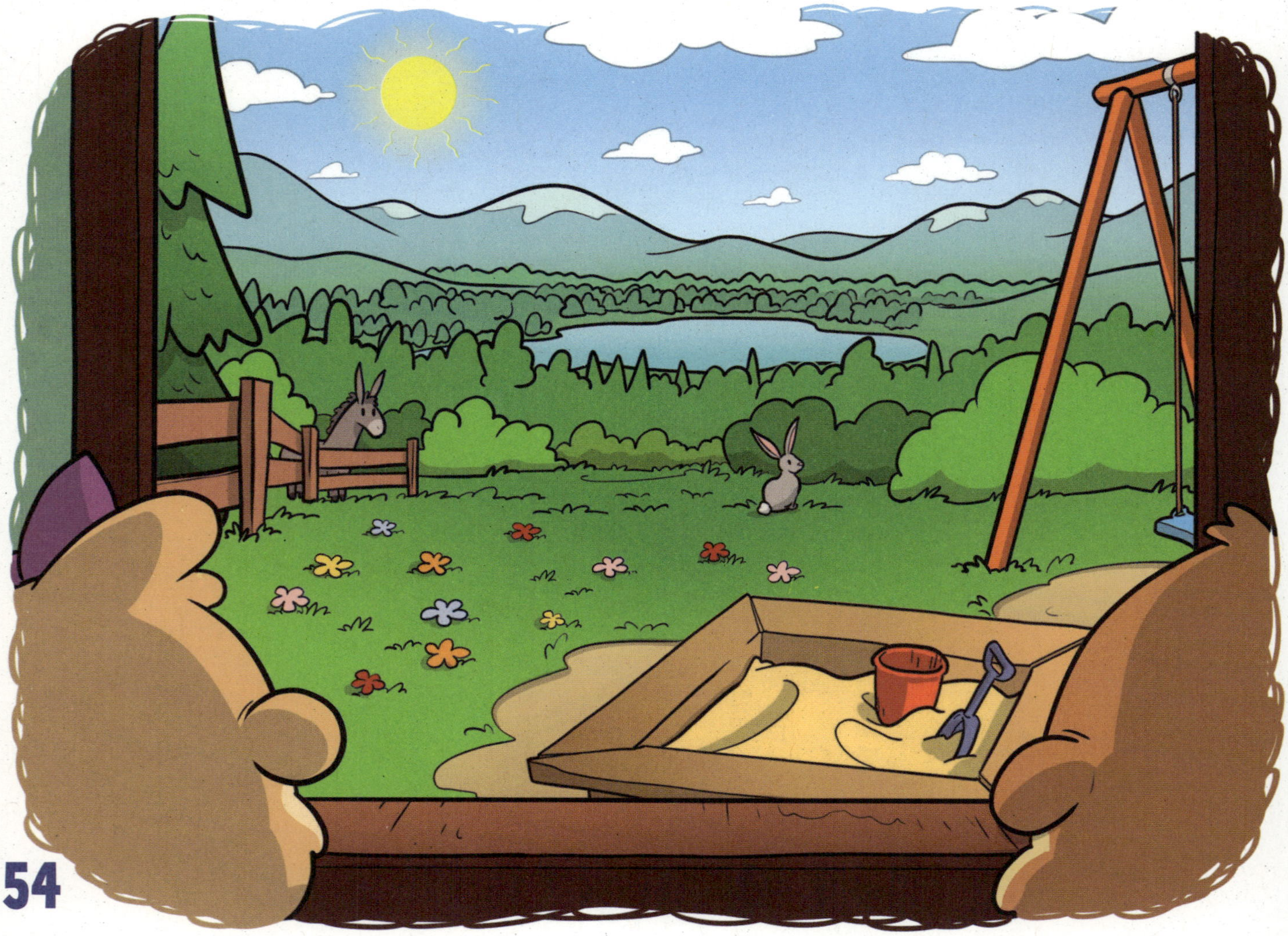

Das Abendessen ist köstlich: Es gibt Fischstäbchen und Kartoffelbrei. Doch leider haben Linus und Lina so viele Süßigkeiten genascht, dass sie kaum Hunger haben.
Oma seufzt. „Schade um das schöne Essen …"
„Sofia Bär freut sich bestimmt über einen kleinen Mitternachtsimbiss", schlägt Opa vor.
„Das ist eine wunderbare Idee", sagt Oma.
Sie schaut ihre Enkel fragend an. „Könnt ihr Sofia noch einen Korb vorbeibringen?"
„Na klar", rufen Linus und Lina.

Die sanftmütige, aber etwas eigenbrötlerische Nachbarin ihrer Großeltern wohnt nicht weit weg und ist eine große Sachensucherin.

Linus und Lina machen sich sofort auf den Weg. Als sie Sofias Höhle erreichen, wird es schon langsam dunkel. Linus klopft. Einen Moment ist es still, dann öffnet sich die Tür einen Spalt breit.
„So spät noch Besuch?", fragt Sofia.
„Wir sind es, Linus und Lina Otter", sagt Linus. Er hält den Korb in die Höhe. „Wir haben dir etwas zu essen mitgebracht."
Sofia öffnet die Tür und tritt zur Seite.
„So, so. Na, dann kommt mal rein."
Linus und Lina betreten die Bärenhöhle. Während Sofia den Korb auspackt und genüsslich ein Fischstäbchen verspeist, schauen Linus und Lina sich neugierig um.

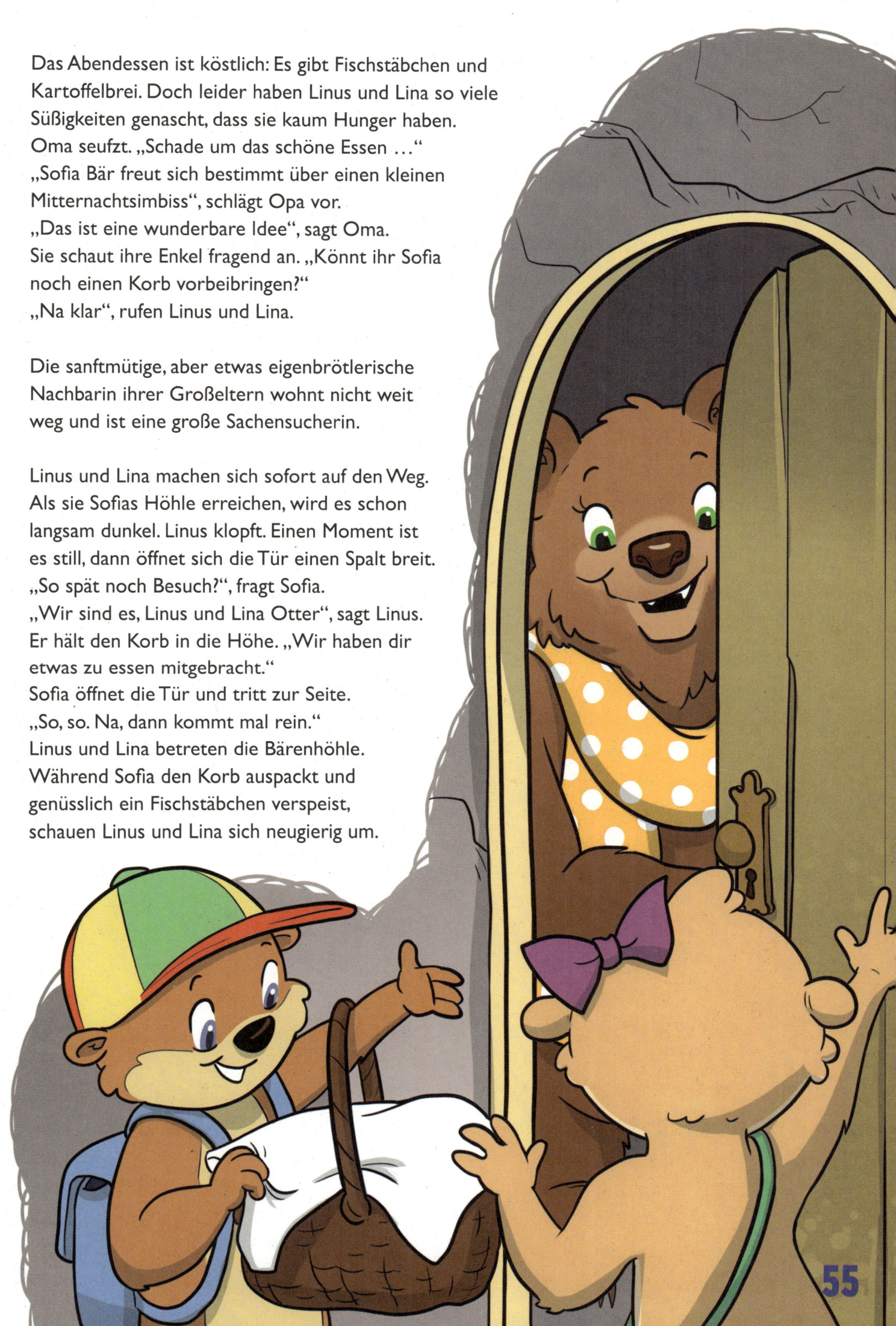

24. Linus und Lina bei Sofia Bär

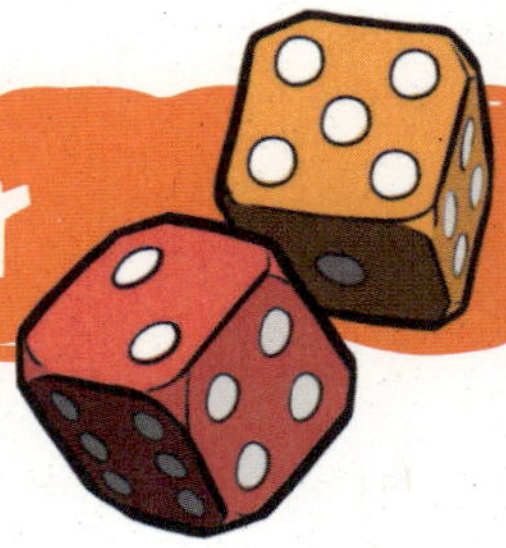

Auch heute hat Sofia Bär im Wald wieder viele Dinge gefunden, die sie Linus und Lina aber nur zeigen will, wenn diese erraten, was Sofia ihnen erklärt.

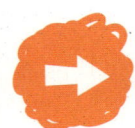

Material: evtl. eine Socke, einen kleinen Sack oder eine Tasche

Anleitung: Für dieses Spiel brauchst du einen Mitspieler. Schneidet die Karten aus und legt sie verdeckt auf den Tisch. Alternativ könnt ihr sie auch in eine Socke oder eine kleine Tasche stecken. Abwechselnd zieht ihr nun eine Karte und beschreibt eurem Mitspieler, was darauf zu sehen ist.

Anmerkung: Achtung! Man darf aber nicht sagen, was auf der Karte zu sehen ist. Hier geht es um das Beschreiben!

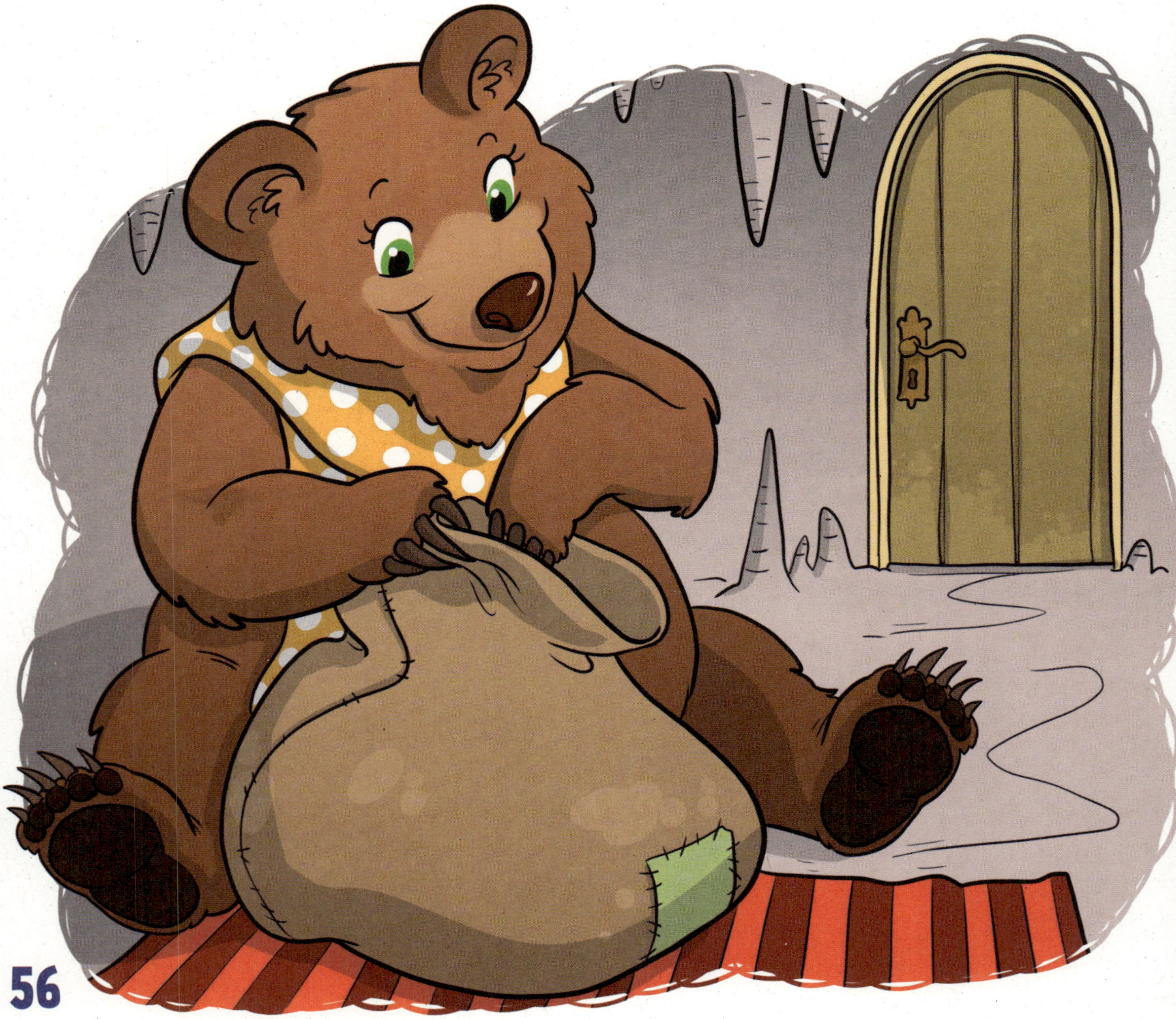

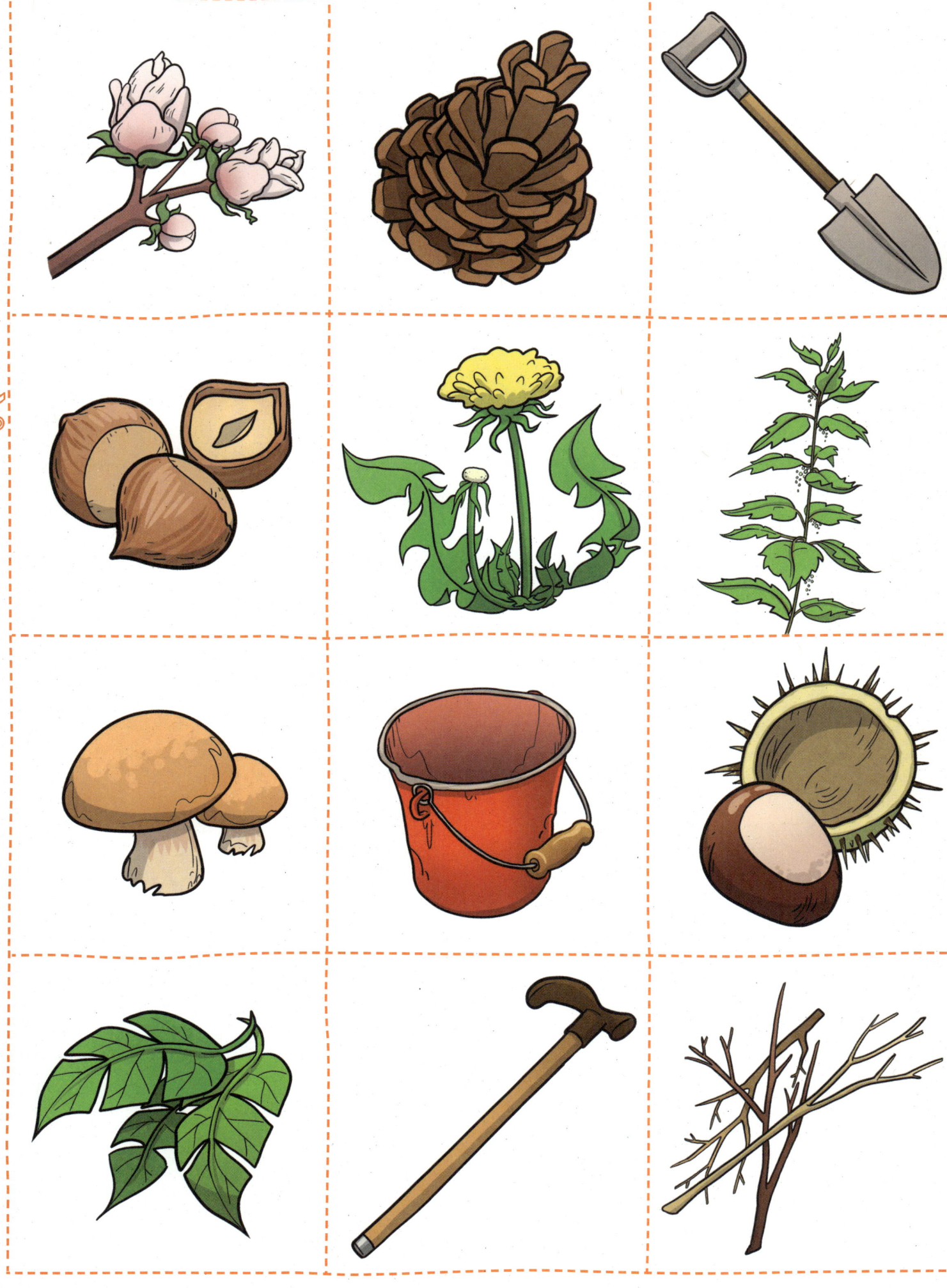

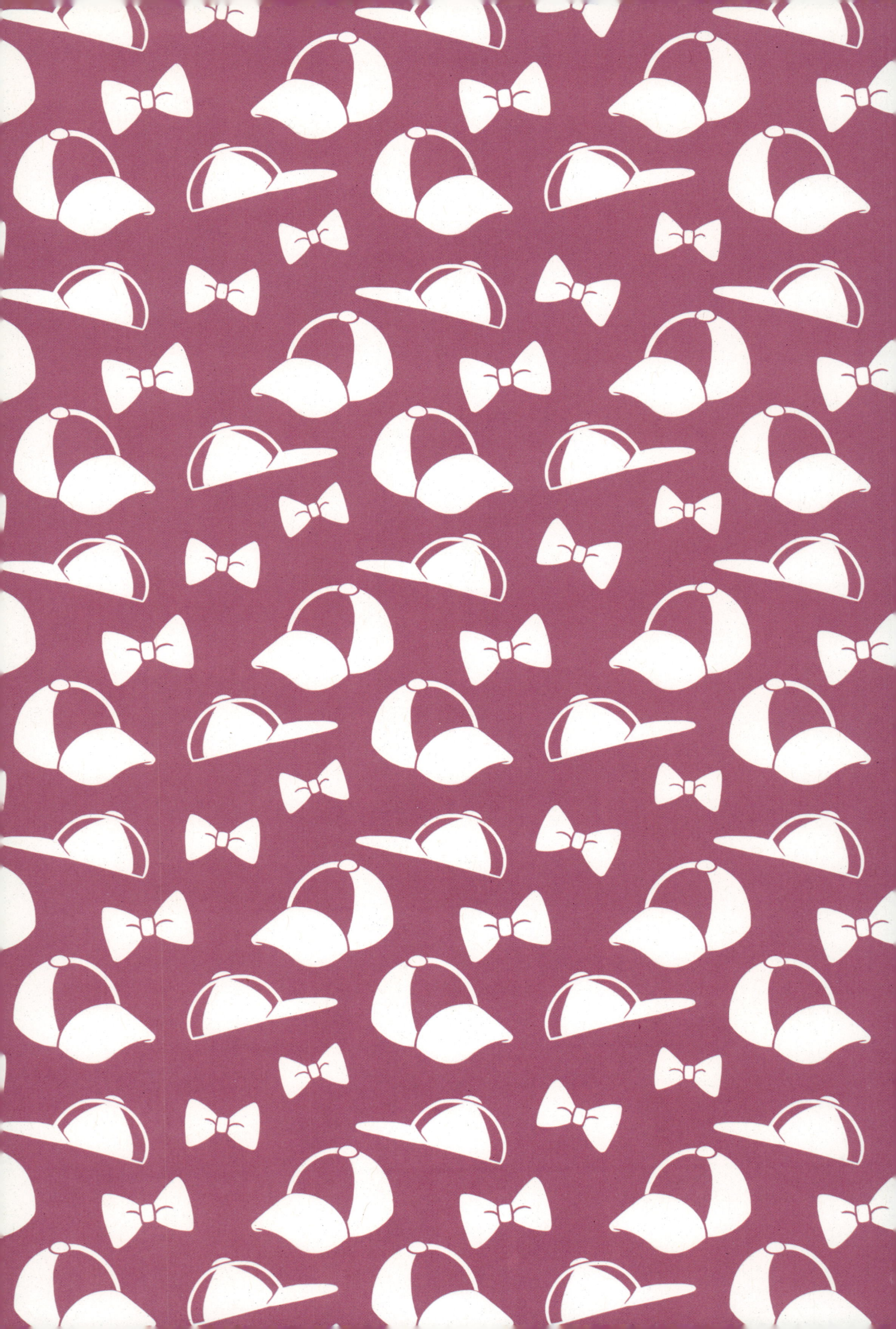

25. Erzählfieber

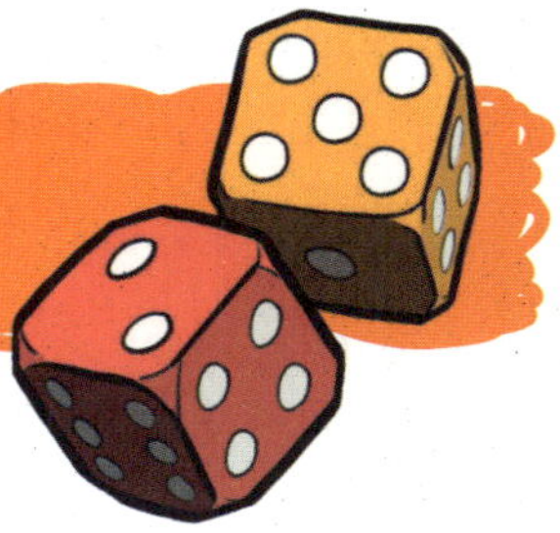

Nachdem sie alle Gegenstände erraten haben, wollen sich Linus und Lina mit einer Quatschgeschichte dafür bedanken, dass Sofia ihnen all diese spannenden Dinge gezeigt hat.

 **Material:** Würfel, Muggelsteine o. ä.

Anleitung: Würfle abwechseln mit einem Mitspieler und wähle ein entsprechendes Bild aus. Es soll eine fortlaufende Quatschgeschichte erzählt werden.

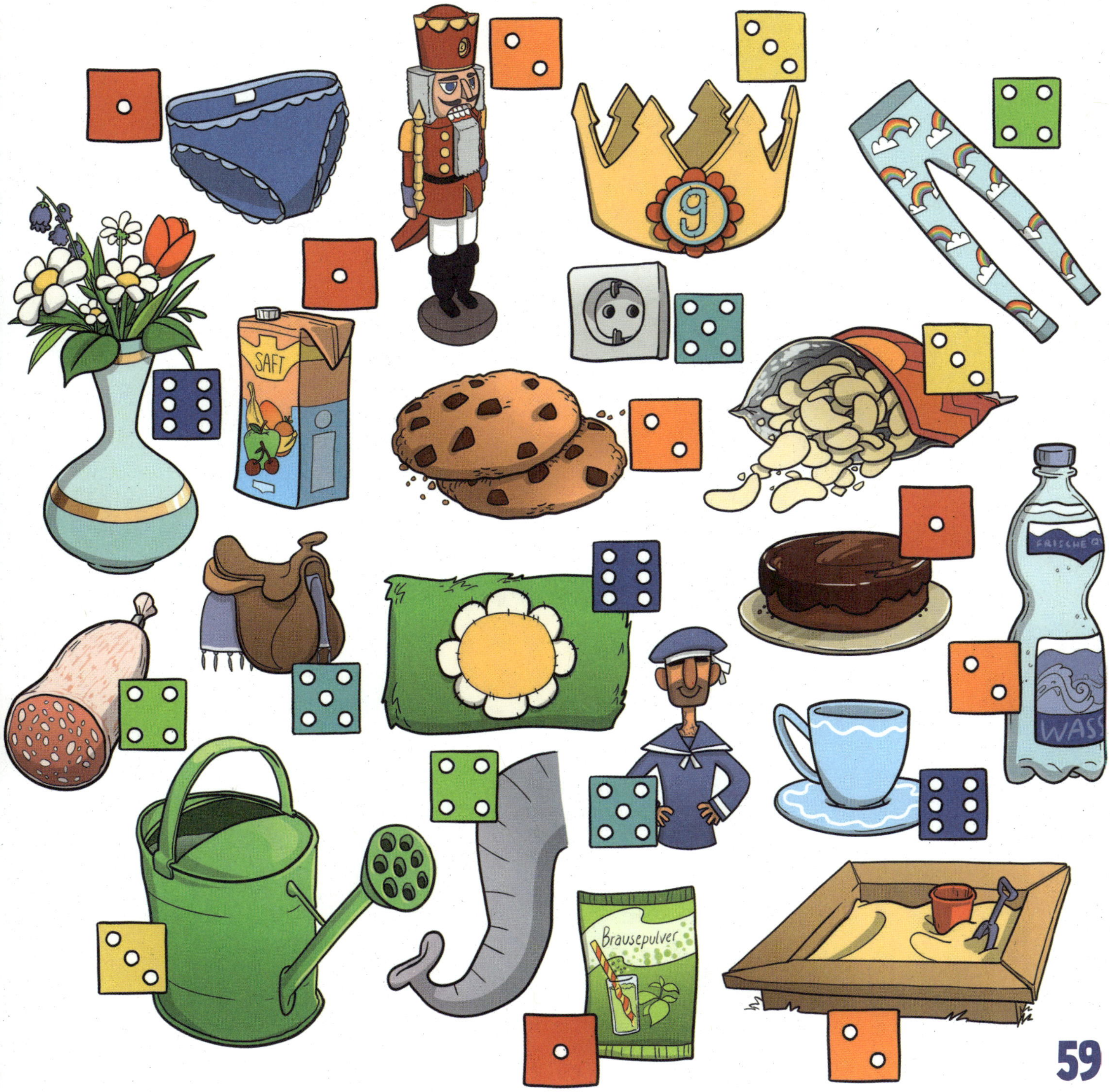

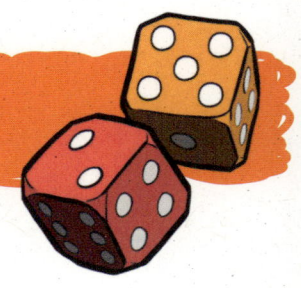

26. Koffer packen

Allerdings müssen sie dafür erst einmal ihre Sachen
zusammensuchen, die im ganzen Haus verstreut sind.

 **Material:** deine Umgebung

Anleitung: Schau dich im Raum um und spiele mit
deinen Eltern „Koffer packen". Jedes Mal, wenn ihr dran seid,
sagt ihr: **„Linus und Lina packen ihre Sachen und nehmen mit: …"**
Ihr spielt abwechselnd und wiederholt dabei immer alles,
was Linus und Lina mitnehmen. So wird die Liste immer länger.

Anmerkung: Versucht bitte, möglichst viele /s/ und /z/ Wörter einzupacken.
Wenn sich die Kinder keine Begriffe mit /s/ und /z/ ausdenken, dann sollten
die Mitspieler versuchen, diese Begriffe mit einfließen zu lassen.

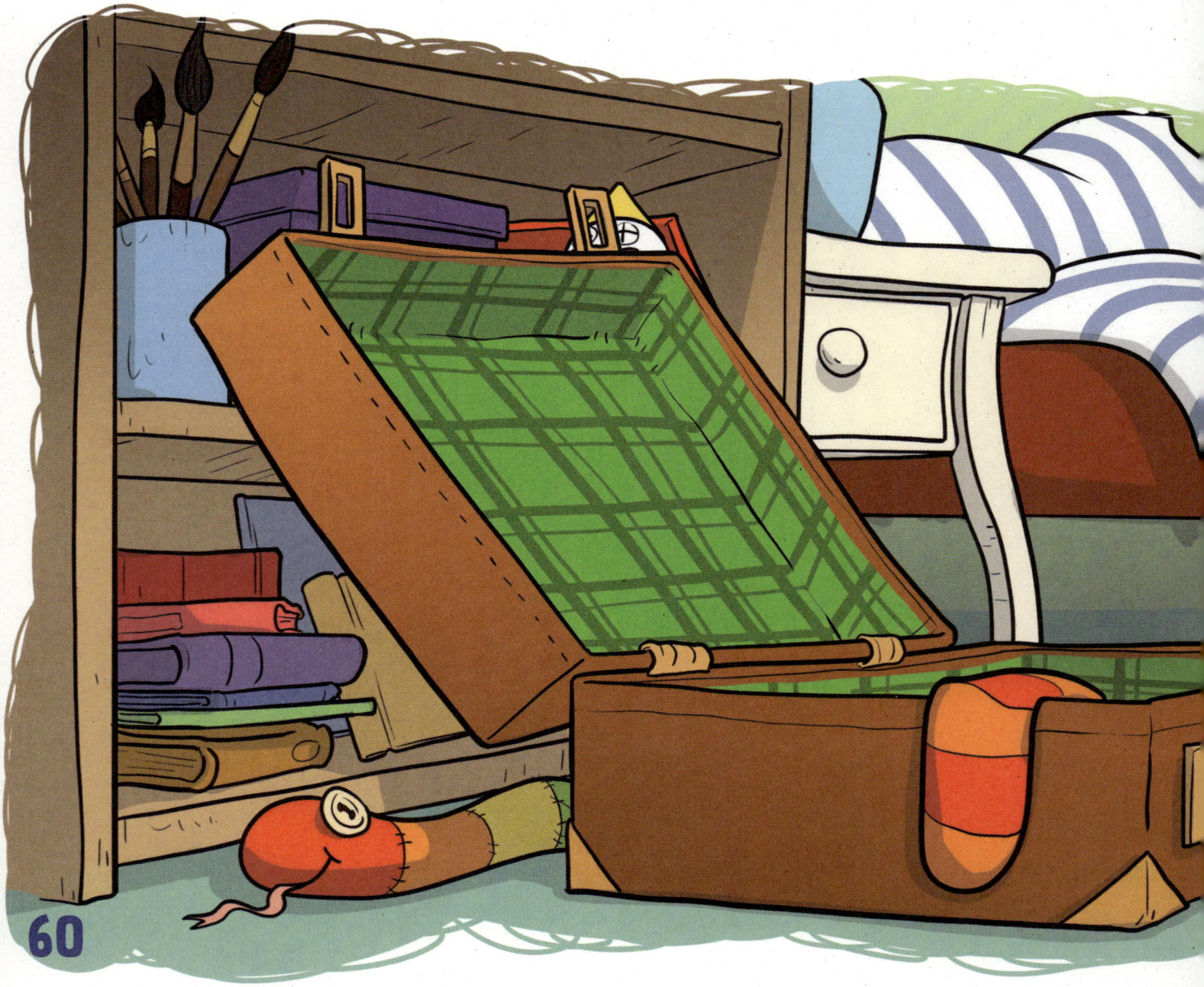

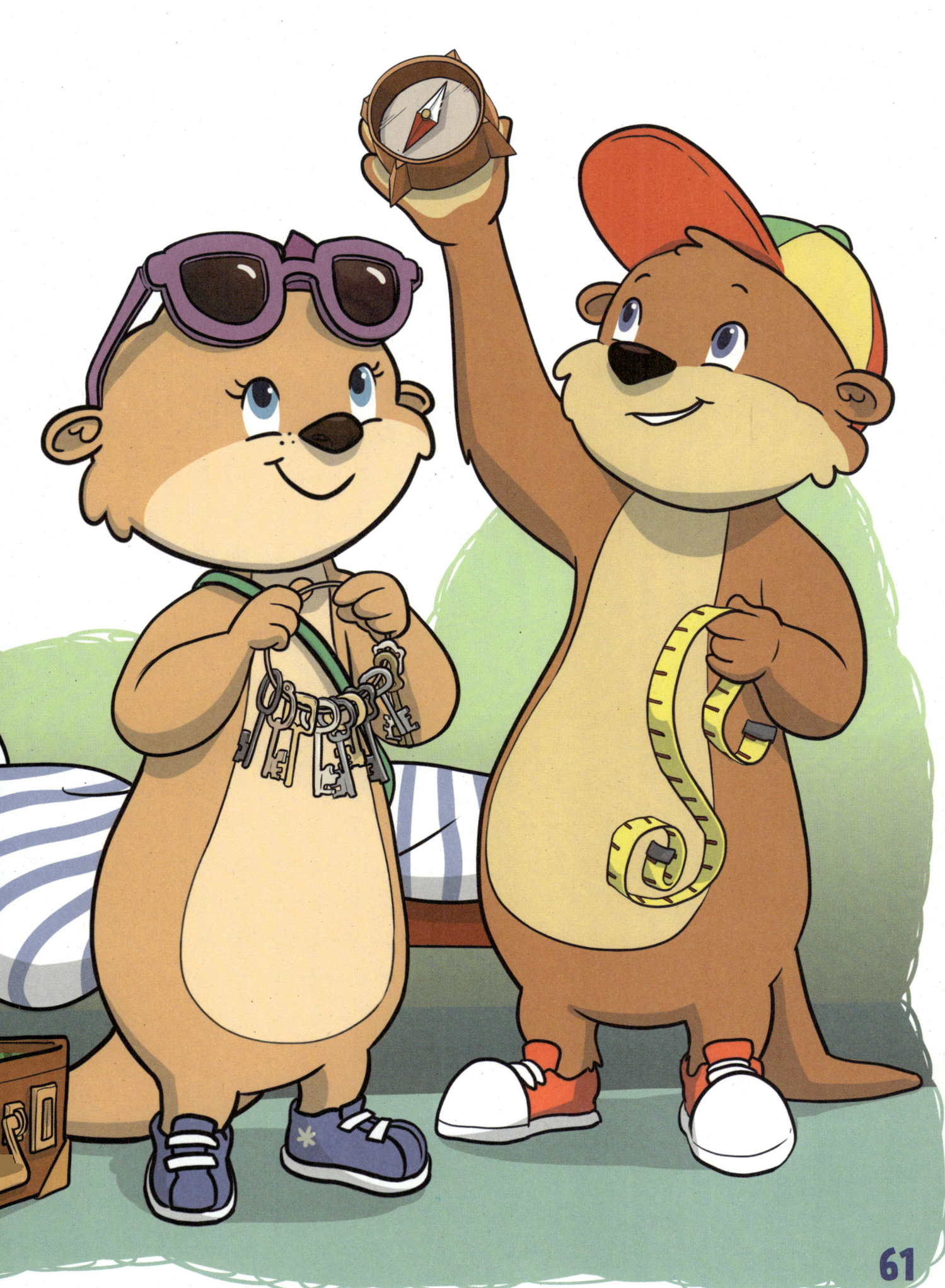

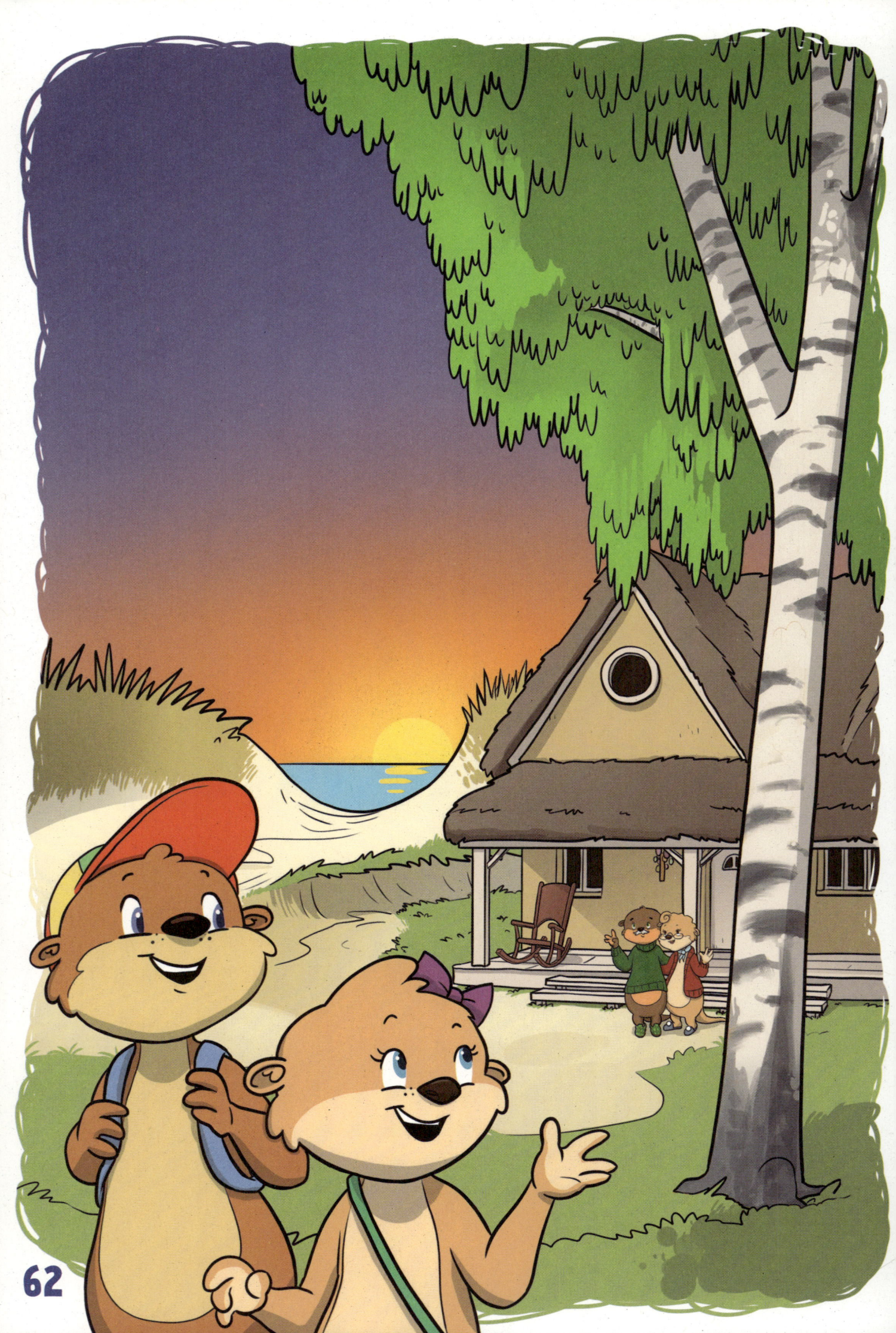